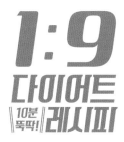

1:9

다이어트

10분 뚝딱! 레시피

모리 다쿠로 지음 | 소노베 히로미 감수 | 전경아 옮김

이다미디어

모리 다쿠로의 다이어트 3가지 법칙

날씬해지는 법칙 1

체중 감량이 다이어트의 목적이라면 먹는 것을 줄이면 된다. 하지만 아름다운 몸매가 목적이라면 '살이 찌지 않으면서도 자신이 좋아하는' 음식의 종류를 얼마나 늘릴 수 있는지가 관건이다.

때문에 다이어트를 하면서 식재료와 먹거리에 관심을 갖고 자신이 좋아하는 음식을 스스로 만들어 먹는 것도 좋다. 먹는 것을 참으면 당장 몸무게야 줄겠지만, 그게 오래가지 않는다는 사실을 잊으면 안 된다.

날씬해지는 법칙 2

"내가 살이 빠지지 않는 것은 참을성이 부족하기 때문이야"라고 자책하는 사람들이 많다. 다이어트에 참을성은 필요 없다. '같은 실패를 되풀이하지 않기 위해' 스스로 무엇을 해야 하는지 아는 것이 중요하다.

살이 쉽게 찌는 사람은 먹는 것으로 스트레스를 해소하고 있지 않은지 곰곰이 생각해보라. '스트레스가 쌓이면 단것이 먹고 싶다'라는 생각이 들면 카페라테 맛이 나는 미용 프로틴(단백질 보충제)을 먹으면 어떨까? 그리고 살찌지 않고 건강에 좋은 음식은 참지 말고 마음껏 먹자. 무엇을 어떻게 잘 먹느냐가 다이어트의 성공과 실패를 가른다.

날씬해지는 법칙 3

'업무 환경이나 집안 분위기상 식사량이나 식사 시간을 내 마음대로 조절할 수 없다'라고 고민하는 사람이 많다. '가족과 함께 밥을 먹기 때문에 탄수화물을 줄일 수가 없는' 상황이라면, 탄수화물을 섭취하되 지방을 줄이면 된다. 내가 제안하는 획기적인 다이어트식은 '탄수화물과 지방의 맞교환'이다. 상황에 따라 어느 한쪽을 줄이면 된다. 그러면 매끼 올바른 선택을 할 수 있을 것이다.

식사 조절을 잘못하면 반드시 다이어트 실패로 이어진다. 이 책에는 내 나름대로 해결책을 제시한 레시피가 가득하다. 이제 자신의 몸과 식사를 남에게 맡기지 마라. 스스로 식사를 해결하면 몸도 스스로 바뀔 것이다.

살이 빠지는 다이어트식을
스스로 만들 수 있는 획기적인 책

즐겁고 알기 쉽게 배우는 다이어트 시리즈 전체가 폭발적인 판매부수를 기록하며, SNS를 비롯해 여러 매체에서 엄청난 반향을 불러일으켰다. 이 시리즈를 발간한 목적은 텔레비전과 신문, 잡지 등을 통해 널리 알려진, 또는 인터넷에 떠돌아다니는 잘못된 다이어트 비법과 미용법을 단호히 차단하는 것이다.

물론 지금까지 출간한 책에서도 "그러면 어떻게 하는 게 좋을까?"라는 물음에 대한 나름의 해결책을 충실하게 설명했다고 생각한다.

하지만 더러 다이어트에 실패한 사람들은 책의 일부 내용에 강한 의심을 가지고 "그래서 뭘 먹으면 좋다는 거야?"라는 반응을 보이기도 했다.

물론 "이걸 먹으세요"라고 콕 집어 알려줘 봤자 매일 그것만 조리도 안 한 채 먹을 수는 없는 노릇이다. 그런 다이어트식은 음식의 종류가 단조로워서 점점 싫증이 나게 되어 있다.

결국 다이어트 방법과 음식의 기본 개념을 아무리 이해해도 그것을 실천할 수 있느냐는 또 다른 문제이다. 애초에 시중에 넘치는 다이어트 방법대로 하지 못했기 때문에 지금 문제가 된다는 것도 어떻게 보면 당연한 이야기이다.

다이어트에 성공하려면 일상생활을 하면서 우리가 '습관적으로 먹는 것'에 무리가 없어야 한다. 금욕적이고 단조로운 식사를 해서 설령 살을 빼고 체형을 유지한다고 한들, 일상생활이 힘들고 괴로우면 오래가는 게 불가능하고 무엇보다 하루하루가 즐겁지 않기 때문이다.

'바빠서 밥을 해 먹지 못하는 사람'과 '밥을 해 먹고 싶지만 만들 수 있는 음식이 별로 없는 사람'이 있다고 치자. 전자의 경우, 아무래도 외식을 하거나 편의점 음식을 찾기 쉽다. 그럴 때 무엇을 골라 먹느냐, 언제 먹느냐가 다이어트 성공의 열쇠가 된다. 후자의 경우는 일반적으로 맛있는 음식을 소개하는 레시피 책은 간이 세거나 조미료를 너무 많이 넣어 다이어트에 맞지 않는다는 사실을 명심해야 한다.

물론 다이어트 레시피만 소개하는 책도 시중에는 많이 나와 있다. 최근에 유행하는 탄수화물 제한 레시피는 탄수화물을 극단적으로 줄이기 때문에 우리 몸에 좋지 않다. 또 다이어트 방법에서 대세를 이루고 있는 저칼로리 다이어트도 건강에 해롭기 때문에 권하고 싶지 않다.

이 책은 지금까지 나온 레시피 책과는 궤를 달리하는 책으로 살이 빠지는 레시피로 가득 차 있다. 살이 찐 원인과 이유가 사람마다 다르듯이 다이어트 방법도 천차만별이다. 그래서 이 책은 '유형별로 어떻게 대처하면 좋을까?'를 주제로 다이어트 레시피를 소개하고 있다.

우선 내가 권하고 싶은 말은 적당량의 밥과 고기·생선·계란을 먹으라는 것이다. 반찬은 콩류, 참깨, 고기, 미역 등 해조류, 야채, 생선, 버섯류, 감자 등 뿌리채소류 등을 활용해 편리하고 간단하게 만들어둘 수 있는 레시피로 준비했다.

이 재료들을 바탕으로 한 식단을 중심으로 먹되, 되도록 고탄수화물+고지방이 되지 않게 조리해서 먹기를 권한다. 물론 말은 쉽지만 살찌지 않고 몸에 좋은 식재료를 일일이 따져서 먹으려면 쉽지 않을 것이다. 그러다 보면 먹을 게 한정되기 때문에 금세 질리는 사람도 많을 수 있다.

하지만 이 책에 소개하는 식재료는 잘만 활용하면 일본식 요리뿐 아니라 어떤 종류의 음식도 자유자재로 응용하면서 만들 수 있다. 많은 여자들이 좋아하는 인도나 태국, 베트남 등 향신료를 쓰는 동남아시아 지역의 요리를 비롯해, 전골 요리도 액싱 과딩과 화학조미료가 들어긴 상업용 맛국물을 쓰지 않고도 의외로 간단히 만들 수 있다. 흔히 '정크푸드'라고 불리는 음식도 어떻게 만드느냐, 또 어떤 재료를 쓰느냐에 따라 별다른 문제 없이 먹을 수도 있다.

이 책에 나오는 레시피의 특징은 많은 여자들이 다이어트를 하는 동안 좌절하는 원인과 흔히 내세우는 변명거리를 원천봉쇄하는 데 있다.

누구나 매일 밥을 먹기 때문에, 매끼를 신경 써서 좋은 음식만 먹을 수는 없다. 그래서 일상생활에서 '무심코' 하는 습관적인 행동이 몸에 영향을 미치게 되는 것이다.

한편 다이어트를 하는 사람은 흔히 '0' 아니면 '100'이라는 극단적인 생각을 하기 쉽다. 그래서일까? 이번에는 제대로 해보자! 나름 큰 결심을 하고 하루 세끼를 일일이 따져가며 먹기 시작하지만 내세운 목표대로 하지 못하거나 습관을 들이지 못한 채 실패하는 경우가 많다. 나는 그런 사람들을 무수히 보았다. 이런 경우는 자신의 목표를 상실한 채 지금까지 해왔던 노력마저도 도로아미타불로 만들어버리는 경우가 대부분이다.

오히려 매 끼니를 대충 먹던 사람이 하루에 한 끼라도 의식해서 제대로 먹으면서 그것을 다이어트의 출발점으로 삼는 경우도 있다. 길게 보면 오히려 이런 경우가 큰 변화를 만들어내는 출발점이다.

또 요리가 서툴지만 조금이라도 스스로 만들기 시작하면, 지금까지 눈으로만 보던 식재료가 얼마나 들어가고, 어떤 조미료로 어떤 맛을 내는지 알게 된다. 스스로 요리를 만들면 식재료와 조미료를 조절하는 양에 따라 맛이 어떻게 달라지는지도 알게 되는 것이다.

그러니 '이걸 먹으면 살이 빠진다!'라는 식의 헛된 망상은 거두고, 이 책의 레시피대로 다이어트식을 직접 만들어보기를 권한다. 그러면 각각의 재료와 조미료의 특징을 알게 되고, 차츰 자신에게 맞는 조리법을 응용할 수 있게 될 것이다. 이는 요리할 때뿐만 아니라 외식하러 가서 음식을 고를 때도 영향을 미친다.

식재료를 직접 다뤄봐야 식재료를 보는 눈이 길러진다. 그래서 음식을 만드는 의미를 알게 되면 그것 자체만으로 다이어트가 되는 것이다. 이 책은 다이어트를 위해 자신에게 맞는 음식을 스스로 만드는 방법을 알려주는 획기적인 레시피 책이다.

부디 이 책이 앞으로 여러 사람들에게 도움이 될 수 있기를 간절히 바란다.

모리 다쿠로

차례

| 1부 |
살을 빼고 싶다면 이렇게 먹어라!

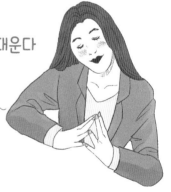

일하느라 바빠서 살을 뺄 수가 없어!
매일 편의점 도시락과 야식으로 끼니를 때운다

회사에서 인정받고 한창 일할 때!
야식을 먹어도 날씬하고 싶은 여자의 식생활

어떻게든 야식을 끊고 싶다!
통조림이야말로 야식의 해결책!

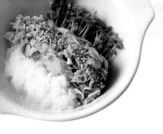

닭가슴살은 아무 맛이 없고 먹어도 힘이 안 나!
아무리 먹어도 질리지 않아!
닭가슴살을 다양하게 먹는 법

뷔페에서 폭식을 했다면 어떻게 해야 하나?
젓가락 필요 없이 건더기가 적은 미소된장국도 이상적인 반찬

하루 세끼 꼬박 밥을 먹으면서 살을 빼고 싶다고?
저칼로리 고단백 죽을 만들어 먹자

면을 마음껏 먹으면서도 살을 뺄 수 있을까?
지방만 조절하면 면을 좋아해도 날씬해질 수 있다

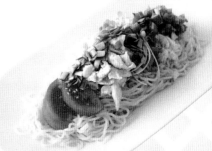

아이를 키우느라 살을 뺄 수가 없어!
메뉴를 고르는 전제 조건은 아이가 좋아하는 맛

출산 전 몸매로 돌아가고 싶다!
아이를 키워도 날씬해지고 싶은 여자의 식생활

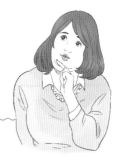

아이도 좋아하고 나도 날씬해지는 메뉴가 있을까?
아이의 식욕도 만족시키는 건강한 식단으로 바꾸자

빵의 단맛을 잊을 수가 없어!
'단백질이 꽉 찬 샌드위치'를 다이어트 친구로 만들어라

탄수화물을 줄이려니 돈이 많이 든다!
싸고 몸에 좋고 섬유질이 풍부한 버섯류를 곁들인다

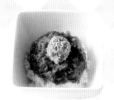

해조류가 들어간 음식을 식탁에 자주 올리려면?
덮밥으로 먹어도 오케이! 다양한 식재료를 곁들여라

다이어트용 두부와 낫토는 이제 꼴도 보기 싫어!
보관이 쉬워서 활용할 데가 많다!
비지 가루 다용도 활용법

늦게 자는 올빼미형 인간인데 공복에는 잠이 오지 않아!
아보카도의 진한 맛은 조금만 먹어도 공복을 채운다

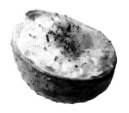

유행하는 다이어트는 다 해봤다!
나는 왜 실패했을까?
쉽고 편하게 살을 빼고 싶은 여자의 식생활

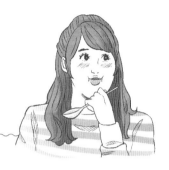

삶은 계란만 오래 먹으면 아무래도 질리겠지……
계란이 미각을 조절해준다
냉동 계란 노른자로 메뉴를 다양하게!

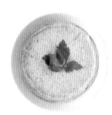

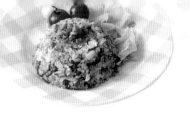

술을 마음껏 마시면서 날씬해지기란 무리일까?
간의 알코올대사를 도와주는 낫토코지를 먹자

편의점 도시락이 싸고 맛있어서 끊을 수가 없어!
황금 비율의 '모둠 도시락'으로 미각을 정상으로 만든다

직접 만드는 전골 요리로 다이어트를 하자!
무첨가물로 직접 만든 '전골 국물'이 핵심

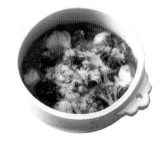

해외 스타들의 식생활을 따라 하면 살이 빠질까?

냉장고에 하룻밤 재워둔
여성 취향의 세련된 아침 식사

단맛으로 유혹하는 과자를 참을 수 없다!

어차피 간식을 먹을 거라면 미용 성분의 프로틴으로!

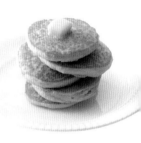

단조로운 식생활에 톡 쏘는 자극이 필요하다

밖에서 먹지 말고 조미료를 써서 집에서 직접 만들어 먹자

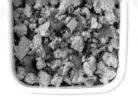

| 2부 |
먹으면서 살을 빼는 밑반찬 레시피

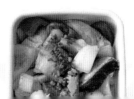

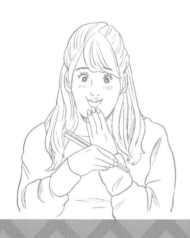

"날씬해지고 싶어! 그런데 뭘 먹어야 살이 빠질까?"
"먹고 싶은 게 있을 땐 참기가 힘들어!"
"나도 모르게 과식을 했는데 되돌릴 수는 없을까?"

여자라면 누구나 한 번쯤 다이어트의 고민을 경험한 적이 있을 것이다.
대체 살을 빼려면 뭘 어떻게 먹어야 할까? 다이어트를 하려는 사람들에게
간단히 만들 수 있고, 먹으면 날씬해지는 레시피를 공개한다!

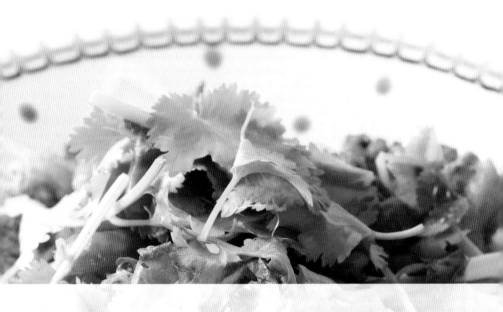

1부

살을 빼고 싶다면
이렇게 먹어라!

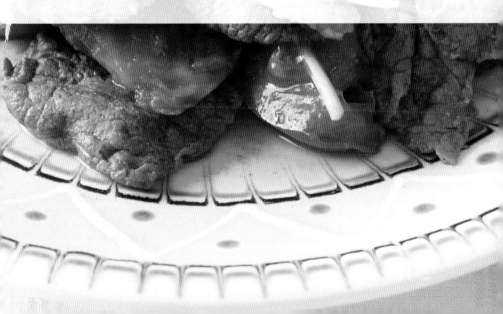

일하느라 바빠서 살을 뺄 수가 없어! 매일 편의점 도시락과 야식으로 끼니를 때운다

회사에 들어가 일한 지 벌써 6년째. 이제 일의 흐름을 완전히 익히고 중요한 업무도 맡게 되었다. 그만큼 매일 늦게까지 일하다 보니 퇴근하는 시간도 늦어졌다.

퇴근하는 길에 편의점에 들러 도시락이나 만두 등으로 끼니를 때우는 일이 다반사다. 영양을 따져가며 먹어야 한다는 것도, 늦은 시간에 야식을 먹으면 안 된다는 것도 잘 알고 있지만 어쩔 수가 없다. 이렇게 업무로 인한 스트레스와 야식 때문에 체중은 6년 동안 꾸준히 증가 중이다.

제발, 입사 전의 몸매를 되찾고 싶다~~~~~!

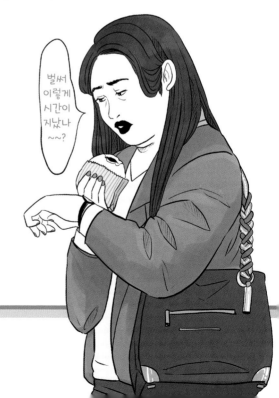

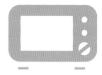

회사에서 인정받고 한창 일할 때!
야식을 먹어도 날씬하고 싶은 여자의 식생활

- [ ] 퇴근은 늘 한밤중이다.
  배가 고파서 뭔가 먹고 나서 자고 싶다.

- [ ] 퇴근 후에 장 볼 시간이 없다.
  무심코 편의점에서 닭튀김, 커틀릿, 감자튀김 등 따끈따끈한 요깃거리를 구입.

- [ ] 스트레스를 발산하기 위해 여자들끼리 모여 한잔한다.
  수다를 떨며 술을 마시면 어느새 폭식하고 다음 날은 후회막급.

- [ ] 누가 뭐라 해도 나는 쌀밥이 좋아!
  흰쌀밥과 고기반찬의 조합이 최고의 맛이지!

- [ ] 점심은 파스타, 퇴근길에는 라멘 한 그릇을 뚝딱!
  스트레스를 이유로 매일 자극적인 음식을 입맛이 당기는 대로 폭풍 흡입!

모리샘의 어드바이스
하루 종일 업무에 시달리다 파김치가 되어 귀가하면, 음식을 만들기는커녕 꼼짝도 하기 싫다. 하지만 바쁜 일과를 보낸 사람은 음식에 꼭 정성을 기울이지 않아도 괜찮다.

어떻게든 야식을 끊고 싶다! 그런데 통조림은 괜찮다면?

〰〰〰〰〰〰〰〰〰〰〰〰〰〰〰〰〰〰〰〰

Q 끊임없이 밀려드는 일에 짓눌려 퇴근 시간은 매일 밤 10시.
밥을 해 먹을 힘도 없어서 저녁밥은 늘 편의점 도시락.
차라리 굶어서 살이나 뺄까요?

A 편의점 음식은 지방과 탄수화물이 과도하게 들어 있어 먹어봤자 지방이 될
뿐이다. 그래도 굶는 건 몸에 더 나쁘다. 그럴 때는 차라리 간편하게 통조림
을 먹는 것도 좋다.

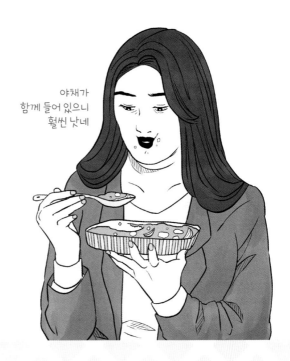

야채가
함께 들어 있으니
훨씬 낫네

통조림이야말로 야식의 해결책!

흔히 많은 사람이 밤에 음식을 먹으면 전부 체지방이 된다고 생각하는데, 그렇지 않다. 오히려 살을 뺀다고 무작정 굶는 게 우리 몸에 가장 나쁘다는 사실을 알아야 한다. 게다가 우리 몸은 건강에 필요한 영양소를 섭취하지 않으면 대사 활동이 원활하지 않아서 더 쉽게 살이 찌는 체질로 변하기 쉽다.

이런 의미에서 나는 근육의 기본이 되는 단백질을 제대로 섭취할 수 있는 통조림을 추천한다. 통조림은 유통기한이 길어서 한꺼번에 많이 사다 놓으면, 늦게 퇴근하더라도 귀가한 다음에 바로 조리해서 먹을 수 있다. 특히 최근에 나오는 통조림은 그대로 먹어도 좋고, 이런저런 재료를 넣고 조리해서 먹기에도 간편해서 좋다. 시중에 나와 있는 다양한 통조림은 전혀 질리지 않으며, 다이어트에도 활용할 수 있는 든든한 식품이다.

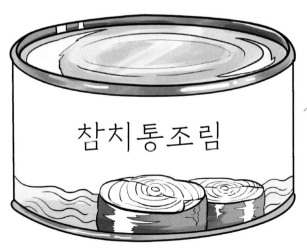

먹어보면 생각보다 맛있다!

통조림 내용물을 전부 넣고 익히기만 하면 끝!

고등어 & 바지락
아쿠아 파차

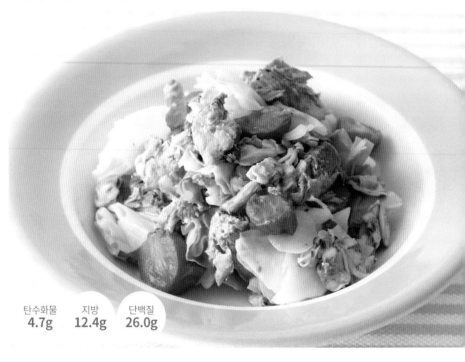

탄수화물 **4.7g**　지방 **12.4g**　단백질 **26.0g**

 재료　　　　2인분

고등어통조림 … 1캔
바지락통조림 … 1캔
마늘 … 1쪽
방울토마토 … 5개 정도
양배추 … 1/8통
청주 … 1작은술
올리브유 … 1작은술
후추 … 취향대로

🍲 조리법

1 마늘은 얇게 저미고, 양배추는 큼직하게 썬다. 방울토마토는 절반으로 자른다.

2 프라이팬에 마늘, 방울토마토, 고등어(국물 제거), 바지락(국물째), 양배추, 청주를 넣고 뚜껑을 덮고 끓인다. 끓으면 불을 약하게 줄이고 5분 정도 더 끓인다.

3 양배추가 흐물흐물해지면 불을 끈다.

4 접시에 담고 올리브유와 후추를 뿌려 마무리한다.

 DIET POINT 바지락통조림의 국물을 넣으니 따로 간을 하지 않아도 된다.

24

두부와 고등어를 섞기만 하면 끝!

두부 고등어 무침

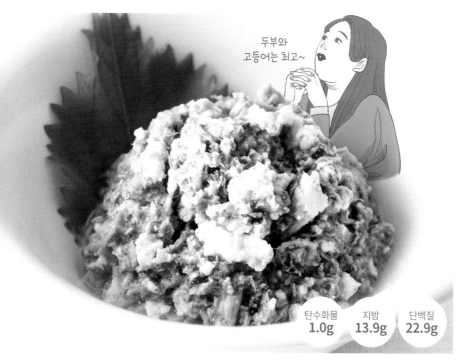

두부와
고등어는 최고~

탄수화물	지방	단백질
1.0g	13.9g	22.9g

 재료　　　2인분

고등어통조림 … 1캔
연두부 … 100g
차조기 잎 … 4장
양하 … 1개
생강 … 1/2쪽
가쓰오부시 … 1g
으깬 참깨 … 1큰술
식초 … 1작은술
간장 … 1/2작은술

조리법

1 고등어통조림의 고등어를 그릇에 넣고 젓가락으로 으깬다.
2 여기에 연두부를 손으로 으깨어 넣고, 잘게 다진 차조기 잎, 양하, 간 생강, 가쓰오부시, 으깬 참깨, 식초, 간장을 섞는다.

 DIET POINT　　마지막에 맛을 보고 나서 소금을 넣는 게 좋다. 통조림 고등어가 짭짤하니 취향대로 간을 맞추되, 너무 짜지 않게 주의한다.

맛이 잘 배어 마음에 쏙!

중국식 참치
양배추 샐러드

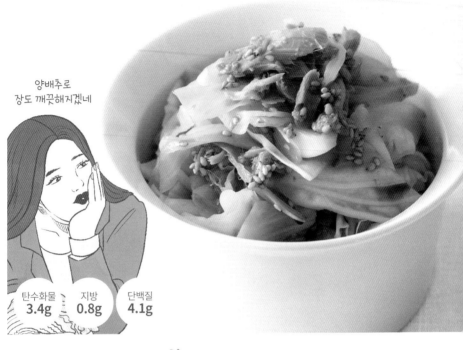

양배추로
장도 깨끗해지겠네

탄수화물	지방	단백질
3.4g	0.8g	4.1g

 재료　　　　2인분

참치통조림 … 1캔
(식염 무첨가)
양배추 … 1/4통
A　간장 … 1큰술
　　식초 … 1/2큰술
　　참깨 … 1큰술
　　벌꿀 … 1/2작은술
　　마늘 … 약간

조리법

1 마늘은 갈고, 참깨는 으깨고, A는 잘 섞는다.
2 양배추는 큼직하게 자르고 프라이팬에 물 1큰술(분량 외)
　과 함께 넣어서 뚜껑을 닫고 익힌다. 흐물흐물하게 잘 익
　으면 물기를 빼둔다.
3 그릇에 2번의 양배추와 참치(기름과 국물을 제거한 것),
　A를 넣고 잘 섞는다.

DIET
POINT
고등어는 좋은 기름과 오메가3의 보고이다. 그러니 아마씨유보다 생선으로 섭취
하는 편이 훨씬 효율적이다.

부엌칼이 필요 없다! 3분 만에 완성

고등어 계란탕

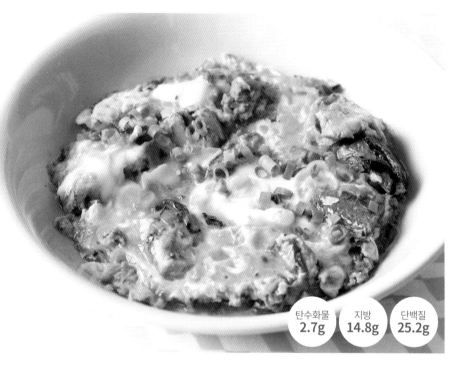

탄수화물	지방	단백질
2.7g	14.8g	25.2g

 재료　　　　2인분

고등어통조림 … 1캔
계란 … 2개

A　간장 … 1큰술
　　맛술 … 1큰술
　　가쓰오부시 … 3g
　　녹말가루 … 1작은술
　　물 … 1큰술

쪽파 … 취향대로

🍲 조리법

1　고등어통조림의 고등어를 으깨서 프라이팬에 넣고 가열한다. 고등어가 따뜻해지면 A를 넣고 섞는다.

2　계란을 풀어 흘려 넣고 뚜껑을 닫는다. 30초간 약한 불에 익힌 후, 불을 끄고 1분간 뜸을 들인다.

3　접시에 담고 쪽파를 뿌린나.

모리샘의 어드바이스

탄수화물과 지방은
영양의 맞교환이 기본이며,
통조림 레시피는 지방 대신
탄수화물을 줄인 것이다.

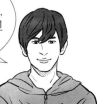

밥솥에 재료를 다 세팅해놓고 출근하면 OK

참치 버섯
영양밥

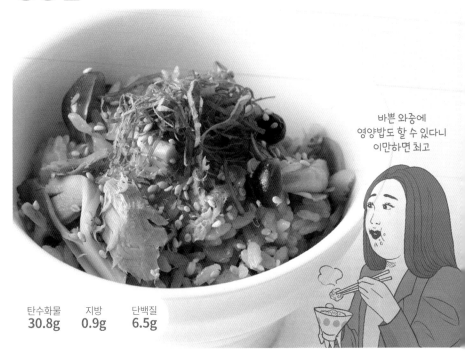

바쁜 와중에
영양밥도 할 수 있다니
이만하면 최고

탄수화물	지방	단백질
30.8g	**0.9g**	**6.5g**

재료　　　　2인분

쌀 ⋯ 2홉
버섯(취향대로) ⋯ 100g
당근 ⋯ 1/4개
참치통조림 ⋯ 1캔
(논오일, 식염 무첨가)

A　간장 ⋯ 2큰술
　　맛술 ⋯ 2큰술
　　가쓰오부시 ⋯ 1g

참깨, 차조기 잎 ⋯ 취향대로

조리법

1　쌀은 씻어서 30분 정도 불렸다가 물기를 뺀다. 버섯은 뿌리를 떼고 찢어놓고, 당근은 채 친다.

2　밥솥에 쌀과 A를 넣고 물을 적정 눈금까지 붓는다. 버섯, 당근, 참치를 넣고 취사 버튼을 누른다.

3　밥이 다 되면 섞어서 그릇에 담고 참깨나 차조기 잎을 올린다.

DIET POINT 2인분을 쌀 2홉으로 했지만, 먹을 양을 정확하게 재서 먹는다. 한밤중에 먹을 요량이면 80g 정도만 지어서 먹을 것을 권한다.

그릇에 올리기만 해도 일품요리 완성

간 무를 올린
브로콜리순과 참치

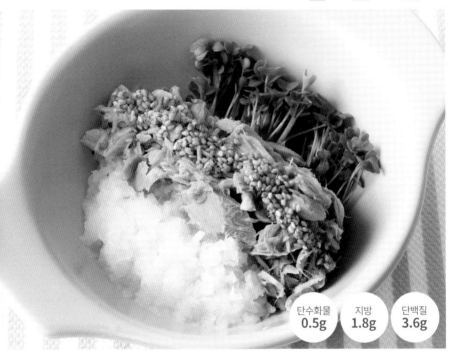

탄수화물	지방	단백질
0.5g	1.8g	3.6g

 재료　　　　2인분

참치통조림 … 1캔
브로콜리순 … 20g
무 … 2.5cm(100g)

A　간장 … 1작은술
　　식초 … 1작은술
　　참기름 … 1/2작은술
　　참깨 … 1작은술

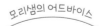 조리법

1　브로콜리순은 뿌리를 떼어낸다. 무는 강판에 갈고, A를 잘 섞어둔다.

2　참치(기름과 국물을 제거한 것), 브로콜리순, 간 무를 차례로 접시에 담고 A를 붓는다.

모리샘의 어드바이스

무의 영양 성분을
효과적으로
섭취하고 싶으면
무를 갈아서 바로 먹는다.

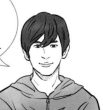

29

냄비에 넣어 끓이기만 하면 끝!

연어 김치 전골

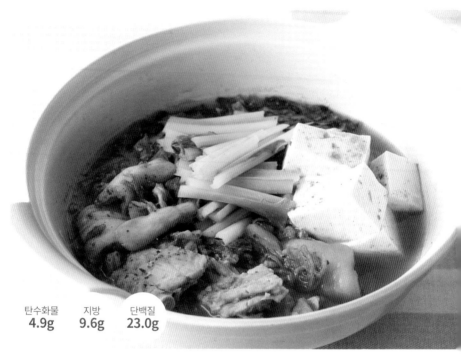

탄수화물	지방	단백질
4.9g	**9.6g**	**23.0g**

재료　　　　2인분

연어통조림 … 1캔
김치 … 100g
소송채(小松菜) … 50g
두부 … 150g
청주 … 1큰술
미소된장 … 1큰술

조리법

1 냄비에 연어, 김치, 5㎝ 길이로 자른 소송채, 2㎝ 두께로
　썬 두부를 가지런히 넣고, 청주와 적당량의 물을 부어서
　끓인다. 재료가 끓으면 뚜껑을 닫고, 약불에서 3분 정도
　더 끓여 익힌다.

2 미소된장을 풀어 맛을 조절한다.

DIET POINT　작은 냄비에 요리하면 오래 끓이지 않고도 바로 먹을 수 있다.

피곤에 지쳐 퇴근했을 때 바로 만들어 먹는다!

연어 낫토 덮밥

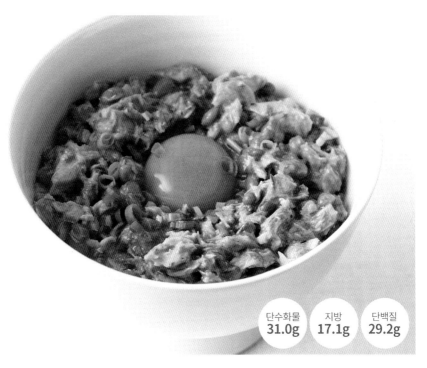

탄수화물	지방	단백질
31.0g	**17.1g**	**29.2g**

 재료   2인분

밥 … 160g
연어통조림 … 1캔
낫토 … 2팩
간장 … 2작은술
계란 노른자(계란) … 2개
쪽파 … 적당량

조리법

1 밥은 80g씩 밥공기에 담는다.

2 프라이팬에 연어(국물째)와 낫토를 넣고 이리저리 섞으면서 따뜻해질 정도로 익힌다.

3 간장을 넣고 섞어서 밥 위에 올린다.

4 밥 한가운데를 움푹 파고 계란 노른자를 떨어트린다. 그 위에 쪽파를 올린다.

모리샘의 어드바이스

늦은 저녁에는 차라리 쌀밥을 먹는 게 낫다. 현미밥은 소화에 시간이 걸려서 장에 부담을 주기 때문이다.

닭가슴살은 아무 맛이 없고
먹어도 힘이 안 나!

Q 다이어트에는 간단한 닭가슴살이 안성맞춤.
구하기 쉬운 닭가슴살이 다이어트에 좋다고들 하지만 맛이 별로인 데다 먹어도 힘이 나지 않는다. 오히려 닭가슴살 옆에 진열된 샌드위치에 손이 간다면?

A 고단백, 저지방의 닭가슴살은 우수한 다이어트 식품이다. 특히 집에서 만들어 먹으면 훨씬 맛있고 몸에도 좋다. 어떤 재료를 넣어 먹느냐에 따라 얼마든지 다양한 조합이 가능할 뿐만 아니라 맛과 영양을 동시에 잡을 수 있기 때문이다. 게다가 초간단 시간 단축 메뉴라는 게 매력이다.

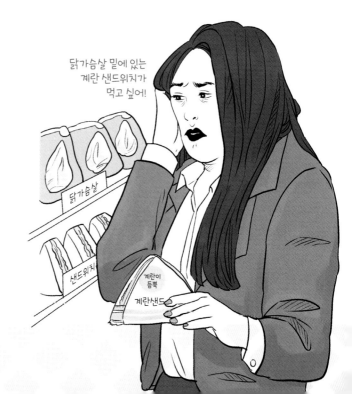

닭가슴살 밑에 있는
계란 샌드위치가
먹고 싶어!

아무리 먹어도 질리지 않아!
닭가슴살을 다양하게 먹는 법

손쉽게 단백질을 섭취할 수 있고 지방도 적어서 인기가 많은 닭가슴살. 빵집이나
편의점 진열대에서도 인기 품목이다. 하지만 금세 질리는 데다 점심으로 먹기에
는 왠지 허전하다. 그렇다면 다른 것과 함께 먹어야 할까?
샐러드는 뭘 넣든 자기 입맛에 따라 다양한 재료를 선택할 수 있는 게 장점이다.
게다가 간단하게 바로 만들 수 있어서 늦은 퇴근 후에라도 충분히 먹을 수 있다.
직접 만들어서 먹으면 건강에 해로운 첨가물을 섭취하지 않아도 되므로 일석이조
이다.

짧은 시간에 조리가 가능한
식재료를 생각하라!

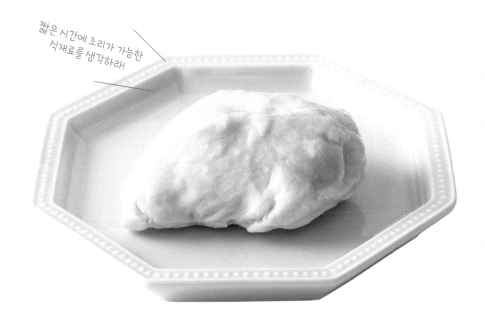

내가 만들어서 먹는다!
기본
닭가슴살

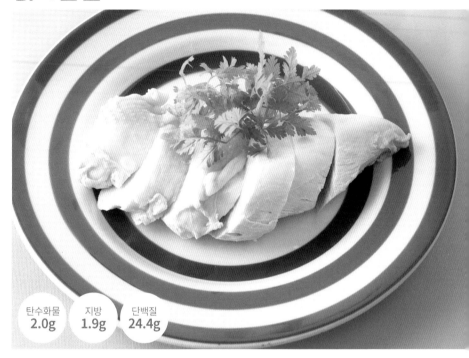

탄수화물	지방	단백질
2.0g	1.9g	24.4g

 재료 만들기 편한 분량

닭가슴살 … 1개
(껍질 없는 것)
소금 … 1/2작은술
설탕 … 1/2작은술

 조리법

1 닭가슴살에 칼집을 내서 두꺼운 부분을 얇게 편다.

2 닭가슴살에 설탕 → 소금 순으로 뿌린다.

3 냉장고에 1시간 이상 재워둔다(하룻밤을 넘기거나 24시간
   재우면 더욱 좋다).

4 물을 넉넉하게 끓이고 닭가슴살을 넣는다. 물이 다시 끓
   으면 불을 끈다.

5 식을 때까지 그대로 놔둔다(약 2시간).

 DIET POINT 집에서 조리한 닭가슴살은 화학첨가물이 없는 건강식. 조린 국물도 함께 보관해두
면 퍼석퍼석해지지 않는다.

다이어트 중에 이탈리아 요리가 먹고 싶다

닭가슴살
토마토 치즈 구이

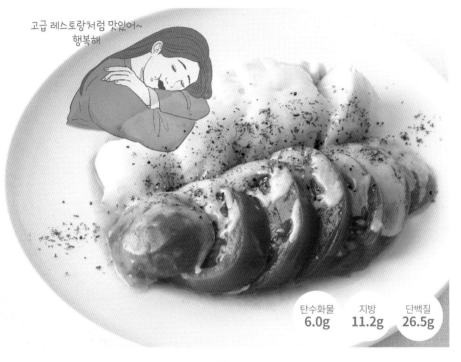

고급 레스토랑처럼 맛있어~
행복해

탄수화물	지방	단백질
6.0g	11.2g	26.5g

 재료　　　　2인분

익힌 닭가슴살 … 1개
토마토 … 1개
슈레드치즈 … 2큰술
후추 … 약간

조리법

1　익힌 닭가슴살은 대략 1cm 두께로 자르고, 토마토는 둥글게 썬다.

2　닭가슴살과 토마토를 내열접시에 가지런히 담고 치즈를 적당량 얹는다. 오븐토스터(그릴)에서 치즈가 녹을 때까지 5분 정노 익힌다.

3　후추를 뿌린다.

모리샘의 어드바이스

익힌 닭가슴살에는
탄수화물이 없으니
치즈를 마음껏 먹어도
괜찮다.

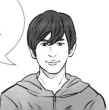

35

쭉쭉 찢어서 무치면 완성되는 초간단 요리

닭가슴살
파 무침

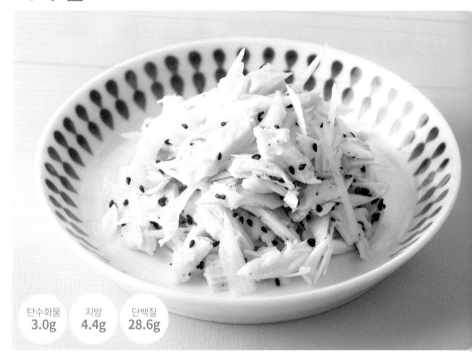

탄수화물	지방	단백질
3.0g	4.4g	28.6g

 재료　　　　　2인분

익힌 닭가슴살 … 1개
파 … 1대
생강 … 1/2쪽
참기름 … 1/2작은술
검은깨 … 약간
소금, 후추 … 적당량

 조리법

1 파는 채를 친다. 익힌 닭가슴살은 손으로 찢어놓고, 생강
　은 강판에 간다.

2 1번에 참기름과 검은깨를 넣고 무친다. 맛을 보면서 소
　금과 후추를 넣는다.

모리샘의 어드바이스

닭가슴살을 쭉쭉 찢어서
양념장과 섞으면 되니까
조리 시간은 잘해야 1~2분?
닭가슴살 샐러드는 단백질을
섭취할 수 있고 포만감까지 선사하는
다이어트 일품요리이다.

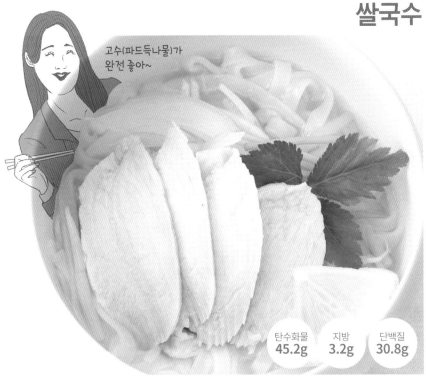

짧은 시간에 면을 즐긴다

닭가슴살 쌀국수

고수(파드득나물)가
완전 좋아~

탄수화물	지방	단백질
45.2g	3.2g	30.8g

 재료   2인분

익힌 닭가슴살 … 1개
쌀국수 … 100g
콩나물 … 1/2봉지
양파, 레몬 … 1/4개씩
고수 … 적당량
(아니면 파드득나물)
남플라소스 … 1큰술
소금 … 1/4작은술
후추 … 약간
물 … 600㎖

 조리법

1 양파는 얇게 저미고 고수는 큼직하게 잘라둔다. 익힌 닭
　가슴살은 얇게 저민다. 레몬은 8등분한다.

2 쌀국수를 데쳐서 물기를 뺀다.

3 냄비에 물을 넣어 끓이고 남플라소스와 소금을 넣고 간
　을 한 디음 콩나물, 양파를 넣고 끓인다.

4 쌀국수를 그릇에 1인분씩 담고, 3번의 국물을 붓는다.
　그 위에 닭가슴살, 레몬을 곁들인다.

 쌀국수 요리지만 닭가슴살을 넣어서 지방을 줄이면 훌륭한 다이어트 메뉴로 손색
이 없다.

닭고기를 먹기 좋게 작게 만들어서 한입에 쏙!

닭가슴살
차조기 피카타

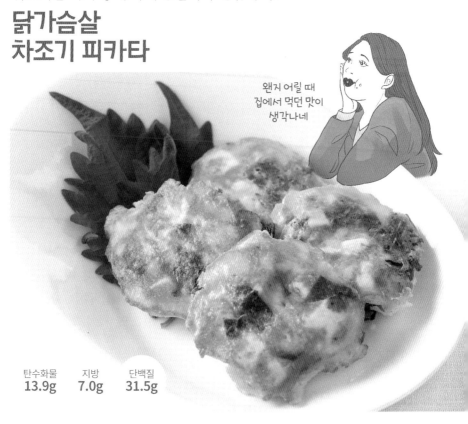

왠지 어릴 때
집에서 먹던 맛이
생각나네

탄수화물	지방	단백질
13.9g	**7.0g**	**31.5g**

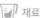 재료　　　　2인분

익힌 닭가슴살 ··· 1개
차조기 잎 ··· 5~6장
녹말가루 ··· 3큰술
계란 ··· 1개
미소된장 ··· 1작은술
청주 ··· 1작은술

 조리법

1　익힌 닭가슴살은 1㎝ 크기로 네모나게 썬다. 차조기 잎
　은 손으로 잘게 찢는다.

2　재료를 전부 그릇에 넣고 잘 섞는다.

3　달군 프라이팬에 우지(재료 외)를 두르고 2번의 반죽을
　떠서 붓고 모양을 만든다.

4　중불에서 양면을 구워 접시에 담으면 피카타(Piccata, 고
　기를 얇게 썰어 굽고, 소스와 레몬즙, 파슬리를 곁들인 요리)가
　완성된다.

 미소된장으로 깔끔하게 맛을 잡았기 때문에 식어도 맛있다. 도시락 반찬으로도 OK.

시간에 쫓겨 만들어도 일품요리 완성

닭가슴살
무순 김치 무침

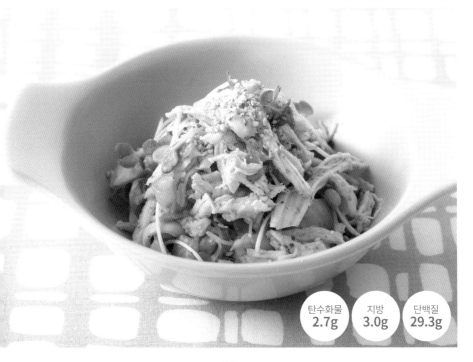

탄수화물	지방	단백질
2.7g	3.0g	29.3g

재료　　　　2인분

익힌 닭가슴살 … 1개
무순 … 1팩
김치 … 50g
참깨 … 약간

조리법

1 익힌 닭가슴살은 손으로 찢고, 무순은 반으로 자른다. 김치는 먹기 좋은 크기로 자른다.

2 그릇에 1번의 재료를 넣어 섞는다.

3 그릇에 담고 살짝 으깬 참깨를 뿌린다.

DIET
POINT
발효식품은 다이어트의 강력한 친구이다. 매일 한 종류를 섭취하되, 김치처럼 간편하게 먹을 수 있는 발효식품을 먹는 게 좋다.

뷔페에서 폭식을 했다면
어떻게 해야 하나?

Q 먹고 싶은 만큼 맘껏 먹을 수 있는 뷔페식당의 인기는 여전하다.
사방에 널려 있는 맛있는 음식은 현기증이 날 정도이고, '이걸 먹을 수 있는
기회는 지금밖에 없어'라고 생각하면서 마구 입속으로 집어넣게 된다.
그리고 다음 날 정신을 바짝 차리고 후회하며 단식을 시작한다. '이것으로 플
러스마이너스 제로가 되겠지'라는 자기 위안에 빠지는 것이 함정이다.

A 폭식을 한 다음 날 이런 식의 후회로 얼룩진 단식은 다이어트에서 금기 사항
이다. 몸과 마음의 균형을 깨뜨리는 제일 나쁜 식습관이기 때문이다.
음식을 많이 먹었을 때는 미역, 두부 등 건더기가 듬뿍 들어간 미소된장국으
로 속을 편안하게 해주는 게 최고이다. 몸의 건강을 위해 칼로리의 균형을 잡
으면서 영양을 충분히 보급하는 게 필요하기 때문이다.

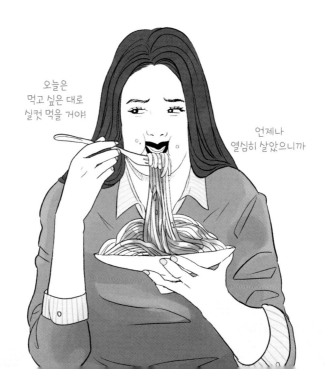

오늘은
먹고 싶은 대로
실컷 먹을 거야!

언제나
열심히 살았으니까

젓가락 필요 없이 건더기가 적은
미소된장국도 이상적인 반찬

폭음이나 폭식을 한 다음 날, 전날 먹은 걸 만회하겠다고 무작정 굶는 것은 건강
을 해치는 과격한 방법이다. 한 끼를 양껏 먹었다고 바로 살이 찌지는 않는다. 그
러니 평소 먹는 대로 먹는 게 중요하다.

단지 과식하면 지방과 탄수화물을 모두 과다하게 섭취할 가능성이 높다. 다음
날 단식으로 그 반대가 되면 이번에는 비타민과 미네랄이 부족해서 기아 상태
가 된다.

이럴 때는 이럴 때는 콩, 참깨, 야채, 생선류, 버섯류, 토란류 등에 고기를 넣고 끓
인 미소된장국이라면 위장에도 좋고 간단하게 영양을 섭취할 수 있다. 집에 있는
다른 야채를 더 넣어도 괜찮다.

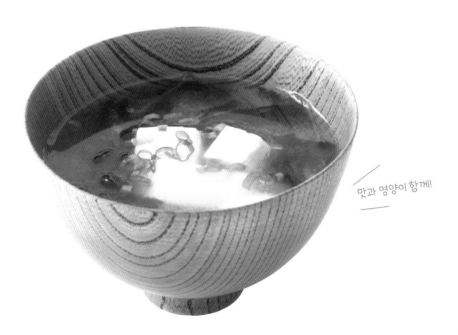

맛과 영양이 함께!

냉동 채소를 넣어 먹어도 좋아요

건더기가 듬뿍 들어간
켄친지루

따뜻한 채소가
듬뿍 들어가서 그런지
마음도 따뜻해진다~

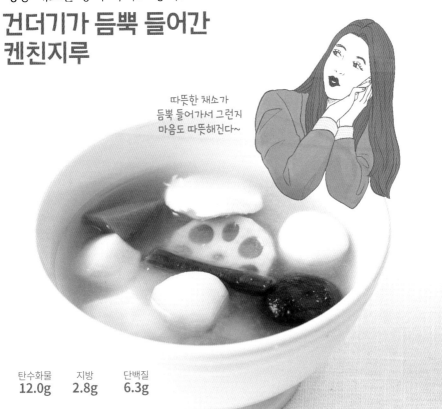

탄수화물	지방	단백질
12.0g	2.8g	6.3g

 재료　　　　2인분

시판되는
냉동 채소 믹스 … 200g
두부 … 100g
가쓰오부시 … 1g
물 … 400㎖
미소된장 … 1.5~2큰술

 조리법

1 켄친지루(두부, 표고 등을 참기름에 볶아 끓인 일본식 국)를 만들기 위해 먼저 물과 가쓰오부시를 냄비에 넣고 끓인다.

2 끓으면 냉동 채소 믹스를 넣는다. 어느 정도 익으면 두부를 숟가락으로 떠서 넣는다.

3 약불로 줄이고 미소된장을 풀어 넣는다.

 냉동 채소는 거의 첨가물을 쓰지 않아서 안심하고 먹어도 된다. 단, 개봉한 후에는 지퍼백 등에 넣어 냉동 보관하고, 서둘러 먹는 게 좋다.

칼로 자르지 않아도 요리를 할 수 있다

초간단
즉석 미소된장국

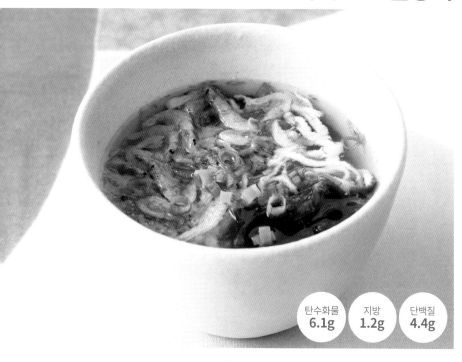

탄수화물
6.1g

지방
1.2g

단백질
4.4g

🥛 재료　　　　2인분

마른 미역 … 2g
무말랭이 … 10g
분홍새우 … 2g
다시마 채 … 1꼬집
가쓰오부시 … 1g
쪽파(있으면) … 적당량
미소된장… 1·1.5큰술
물 … 400㎖

🍲 조리법

1 국그릇에 건더기와 미소된장을 몽땅 넣고 끓는 물을 부
은 후 미소된장을 풀어준다.

모리샘의 어드바이스

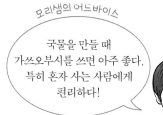

국물을 만들 때
가쓰오부시를 쓰면 아주 좋다.
특히 혼자 사는 사람에게
편리하다!

살이 쏙 빠지는 미소된장 경단을 만들자!

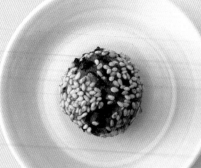

바쁜 일과를 마치고 귀가해서 쉬고 있는 늦은 저녁 시간. 속이 허전할 때는 뜨거운 국물이 생각나기도 한다. 그럴 때 편리하게 만들어 먹을 수 있는 것이 바로 미소된장 경단을 이용한 미소된장국이다. 미소된장과 입맛에 맞는 여러 재료를 섞어서 경단처럼 만든 후 냉장고에 넣어두면 언제든지 바로 맛있는 미소된장국을 먹을 수 있다.

미역 & 참깨

재료(2개 분량)

미소된장 … 30g
가쓰오부시 … 1g
마른 미역 … 적당량
참깨 … 적당량(겉에 묻을 만큼)

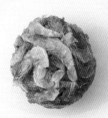

분홍새우

재료(2개 분량)

미소된장 … 30g
가쓰오부시 … 1g
분홍새우 … 약간

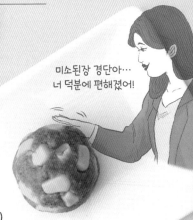

미소된장 경단아…
너 덕분에 편해졌어!

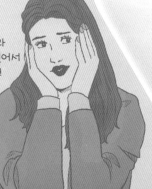

기분에 따라
골라 먹을 수 있어서
정말 좋아!

옥수수

재료(2개 분량)

미소된장 … 30g
가쓰오부시 … 1g
옥수수 … 약간

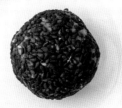

검은깨

재료(2개 분량)

미소된장 ··· 30g
가쓰오부시 ··· 1g
검은깨 ··· 적당량(겉에 묻을 만큼)

파래

재료(2개 분량)

미소된장 ··· 30g
가쓰오부시 ··· 1g
파래 ··· 적당량(겉에 묻을 만큼)

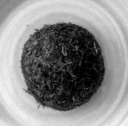

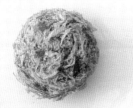

다시마 채

재료(2개 분량)

미소된장 ··· 30g
가쓰오부시 ··· 1g
다시마 채 ··· 약간

하루 세끼 꼬박 밥을 먹으면서
살을 빼고 싶다고?

Q 간식 대신 주먹밥을 먹을 정도로 밥을 좋아한다. 그런데 주위에서 살을 빼려면 밥을 먹지 말라고 한다. 밥은 먹고 싶고 살도 빼고 싶은데 좋은 방법은?

A 밥을 좋아하면 먹어도 된다. 대신 섭취하는 탄수화물과 지방의 양을 조절해야 한다. 그리고 밥을 꼭꼭 씹어 먹으면 다이어트에 도움이 된다. 살이 빠지는 농축액이라 불리는 침이 잔뜩 나오기 때문이다.

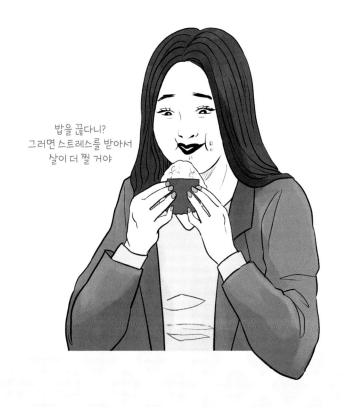

밥을 끊다니?
그러면 스트레스를 받아서
살이 더 찔 거야

저칼로리 고단백 죽을
만들어 먹자

참는 것이 죽을 만큼 힘들다면 차라리 먹고 싶은 것을 먹는 것이 좋다. 스트레스로 살이 찌거나 요요현상이 와서 다시 살이 찌면 그동안 힘들게 살을 뺀 보람이 없어지기 때문이다.

우리가 매일 먹는 밥은 탄수화물이지만 지방과 같이 먹지 않으면 안전하다. 때문에 지방이 적은 양질의 단백질을 넣고 죽을 끓여 먹으면 다이어트에 큰 도움이 된다. 영양식으로 죽을 만들어 먹으면 밥의 양을 억제하면서도 포만감을 느낄 수 있다.

단, 급하게 후루룩 먹지 말아야 한다. 혈당치가 급격하게 오를 수 있기 때문이다. 죽을 먹을 때도 꼭꼭 씹듯이 천천히 먹어야 좋다. 그래야 침이 많이 분비되는데, 침은 우리 몸의 혈당치 상승을 억제하고 성장호르몬 분비를 촉진해 살을 빠지게 하는 농축액이므로 다이어트에서는 핵심이다.

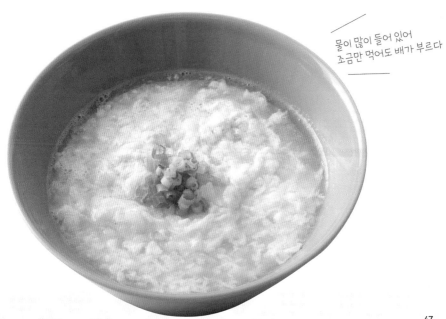

물이 많이 들어 있어
조금만 먹어도 배가 부르다

담백한 맛이라도 포만감이 든다

닭가슴살
매실장아찌 죽

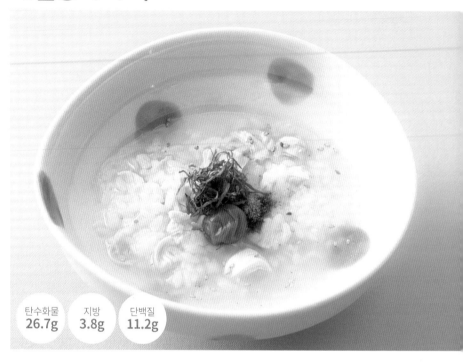

탄수화물
26.7g

지방
3.8g

단백질
11.2g

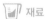 재료　　　　2인분

닭가슴살 … 2개
물 … 500㎖
청주 … 1작은술
소금 … 1/3작은술
매실장아찌 … 2개
생강 … 1/2쪽
차조기 잎 … 3장

밥 … 150g
가쓰오부시 … 1g
참기름 … 1작은술

 조리법

1 생강은 강판에 간다. 차조기 잎은 채를 친다.

2 냄비에 물을 부어 끓이고, 청주와 소금, 닭가슴살을 넣고
　가열한다. 물이 다시 끓으면 불을 끈 후, 뚜껑을 덮고 8분
　정도 뜸을 들인다.

3 닭가슴살을 꺼내서 조금 식으면 손으로 먹기 좋게 찢는다.

4 냄비에 남은 거품을 제거하고 밥을 넣은 후 약불에서
　1~2분 끓인다.

5 걸쭉해지면 닭가슴살과 가쓰오부시를 넣고 그릇에 담는
　다(2공기). 차조기 잎과 매실장아찌를 올리고 참기름을
　뿌린다.

간단하게 섭취할 수 있는 단백질 덩어리

연어 플레이크 계란 버섯 죽

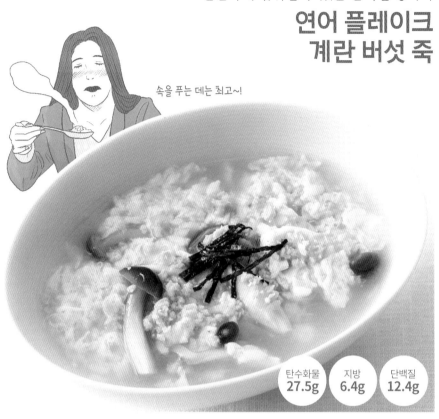

속을 푸는 데는 최고~!

탄수화물	지방	단백질
27.5g	6.4g	12.4g

재료　　　2인분

연어 플레이크 … 2큰술
버섯(취향대로) … 200g
계란 … 2개
물 … 500㎖
밥 … 150g
가쓰오부시 … 1g
소금 … 적당량
채 친 김 … 적당량

조리법

1 버섯은 밑뿌리를 떼어내고 먹기 좋은 크기로 나눈다. 계란은 풀어놓는다.

2 냄비에 물과 버섯을 넣은 후 뚜껑을 덮고 가열한다. 물이 끓으면 중불로 줄이고, 밥을 넣어 1~2분간 끓인다.

3 연어 플레이크와 푼 계란, 가쓰오부시를 넣고 뚜껑을 덮어 1분간 끓인다. 소금으로 맛을 조절한다.

4 그릇에 담고(2공기) 채 친 김을 올린다.

 DIET POINT 연어 플레이크를 구입할 때 주의하지 않으면 첨가물이 잔뜩 들어 있는 제품을 살 수도 있다. 첨가물이 들어 있지 않은 제품을 잘 고르는 게 포인트.

49

닭봉으로도 국물을 우려낼 수 있다!

닭봉과 무를 넣은 생강 죽

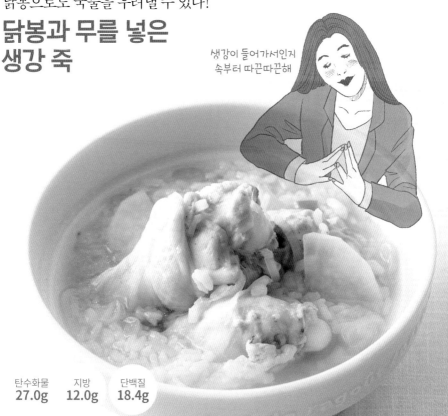

생강이 들어가서인지
속부터 따끈따끈해

탄수화물	지방	단백질
27.0g	**12.0g**	**18.4g**

 재료　　　　2인분

닭봉 … 6개
무 … 8cm
생강 … 1쪽
파 … 1/2대

물 … 500㎖
청주 … 1큰술
소금 … 1작은술
밥 … 150g

조리법

1 무는 은행잎 모양으로 썰고, 생강은 채를 친다. 파는 잘게 썬다.

2 재료를 몽땅 냄비에 넣고 끓으면 약불로 줄인다. 김이 나가도록 뚜껑을 비스듬히 열어두고 10~15분간 푹 끓인다.

 DIET POINT 닭봉은 닭날개에 비해 단백질이 많고, 뼈째 삶으면 닭의 넓적다리보다 국물이 많이 나온다. 게다가 콜라겐은 양질의 단백질이다.

부추를 듬뿍 넣는 것이 비결이다!

멸치 부추
계란죽

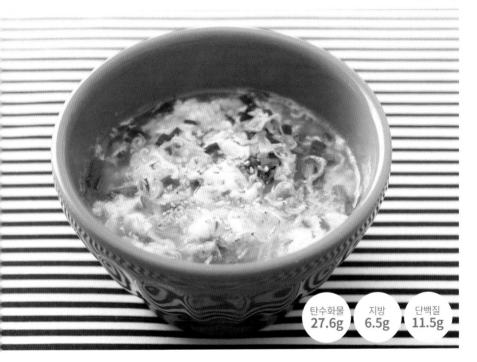

탄수화물	지방	단백질
27.6g	6.5g	11.5g

 재료　　　2인분

부추 … 1단
계란 … 2개
멸치 … 4큰술(30g)

물 … 500㎖
밥 … 150g

간장 … 2작은술
참깨 … 1작은술
소금 … 약간

조리법

1　부추는 잘게 자른다. 계란은 풀어놓는다.
2　냄비에 물을 넣어 끓이고 밥을 넣는다. 중불에서 1~2분
　간 더 끓인다.
3　간장을 넣어 간을 맞춘다. 부추와 멸치를 넣고 섞은 후,
　푼 계란을 넣고 젓는다.
4　뚜껑을 덮고 약불에서 30초 정도 끓인다. 소금으로 맛을
　조절한다.
5　그릇에 담고(2공기) 참깨를 뿌린다.

 DIET POINT 　부추는 우리 몸의 해독 작용을 하는 대표적인 녹황색 채소이다. 계란에 포함된 비
타민B1의 흡수를 돕는 효과가 있다.

면을 마음껏 먹으면서도
살을 뺄 수 있을까?

Q 퇴근길에 한잔하고 나서 라멘 한 그릇을 해치워야 하루를 온전하게 마무리했다는 충만감이 든다. 인스타그램에는 매일 라멘 사진을 종류별로 올리고, 집에는 사다 놓은 컵라면이 잔뜩 늘어선 채 나의 식탐을 유혹한다. 이런 내가 날씬해지기란 무리일까?

A 일반적으로 면은 다이어트에 치명적인 탄수화물 덩어리가 맞다. 하지만 지방을 잘 억제하면 면을 맘껏 즐기면서도 다이어트가 가능하다.

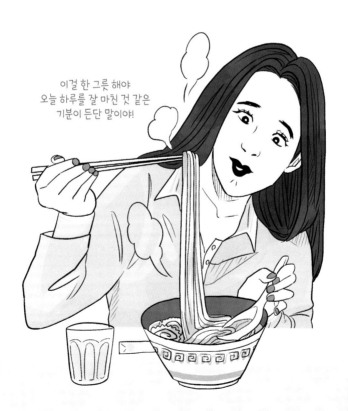

이걸 한 그릇 해야
오늘 하루를 잘 마친 것 같은
기분이 든단 말이야!

지방만 조절하면 면을 좋아해도
날씬해질 수 있다

밥보다 면류를 좋아하는 사람이 의외로 많다. 라멘은 나도 가끔 먹는다. 우리가 즐기는 면류가 다이어트에 좋지 않은 것은 과다 섭취한 탄수화물이 결국 지방으로 체내에 저장되기 때문이다.

그래도 단백질이 많은 고기 건더기를 듬뿍 넣고 국물과 간은 담백하게 조리해 먹는 습관을 들이면 도움이 된다. 이런 기준만 지킨다면 면류도 다이어트 음식으로 먹을 만하다. 단, 건더기가 푸짐하게 들어 있는 요리가 좋다는 것을 기억하자.

라멘이라면 쇼유라멘, 파스타라면 간장을 베이스로 담백하게 조리하는 파스타가 좋다. 차슈(돼지고기 덩어리를 양념하여 바비큐처럼 구운 것)는 맛있지만 지방 함량이 높으니 피해야 한다. 닭가슴살이나 샤브샤브용 돼지고기로 대체하기를 권한다.

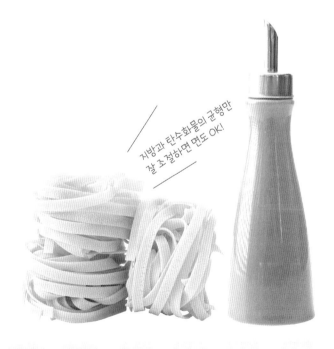

지방과 탄수화물의 균형만 잘 조절하면 면도 OK!

계란이 듬뿍 들어가서 죄책감이 들지 않아!

잔멸치
카르보나라

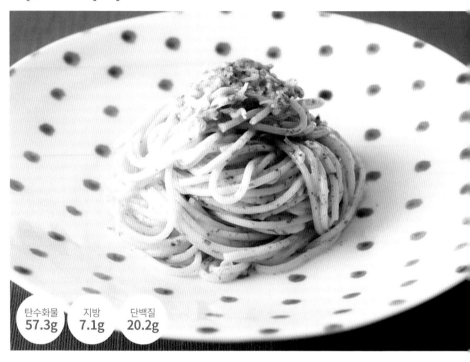

탄수화물	지방	단백질
57.3g	7.1g	20.2g

🥛 재료　　　　　　2인분

A　계란 … 2개
　　두유 … 1큰술
　　소금 … 약간
　　후추 … 약간
　　잔멸치 … 4큰술
　　파래 … 2작은술
　　간장 … 1/2작은술

파스타 … 160g
물 … 2ℓ
소금 … 1큰술

🍲 조리법

1 그릇에 계란을 풀고 A를 잘 섞는다.

2 물을 끓여서 소금을 넣고 파스타를 삶는다.

3 파스타는 물기를 뺀 후, 식기 전에 그릇에 담고 A와 잘 섞는다.

DIET POINT　한 번에 먹는 파스타의 양은 80g이 적당하다. 고급 식당은 대개 80g을 쓰겠지만, 패밀리레스토랑 같은 경우는 양이 많이 나오니 주의해야 한다.

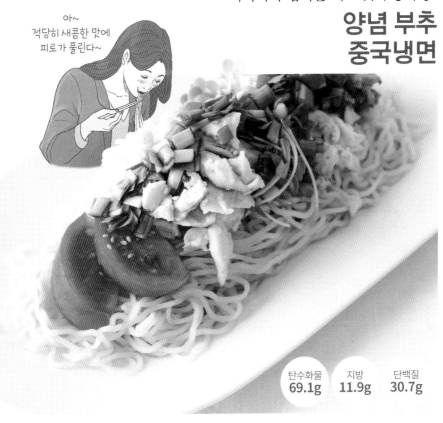

아삭아삭 씹히는 재료 맛이 중독성!

양념 부추 중국냉면

아~
적당히 새콤한 맛에
피로가 풀린다~

탄수화물	지방	단백질
69.1g	11.9g	30.7g

 재료   2인분

중화면 … 2묶음
계란 … 2개
소금 … 1꼬집
익힌 닭가슴살 … 1개
무순 … 1팩
토마토 … 1개
김치 … 60g
참깨 … 2작은술

부추 양념장
부추 … 1/4단
간장 … 2큰술
식초 … 2작은술
참기름 … 1/2작은술

 조리법

1 부추는 잘게 자르고 부추 양념장 재료와 잘 섞는다. 미리 만들어 맛이 들면 더욱 맛있게 먹을 수 있다(1개월 보존 가능).

2 중화면을 삶는다. 계란은 소금을 1꼬집 넣어 푼 다음 우지(재료 외)를 두른 프라이팬에서 스크램블드에그를 만든다. 익힌 닭가슴살은 손으로 찢어둔다. 무순은 반으로 자르고, 토마토는 둥글게 썬다.

3 접시에 중화면을 담고, 위에서 준비한 재료들을 올린다. 부추 양념장, 참깨를 뿌린다.

카레우동으로 맛과 건강을 한손에!

루 없이 손수 만든 카레우동

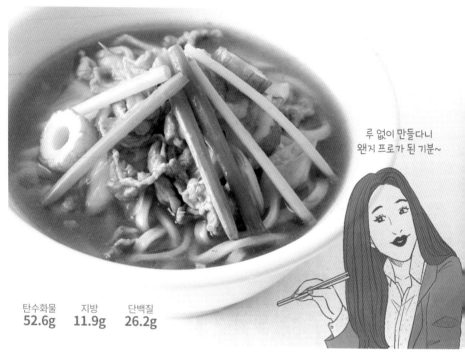

루 없이 만들다니
왠지 프로가 된 기분~

탄수화물	지방	단백질
52.6g	**11.9g**	**26.2g**

 재료　　　　　2인분

우동 … 2묶음
돼지고기 … 150g
어묵 … 2개
파 … 1대
소금 … 약간
물 … 600㎖
가쓰오부시 … 2g
간장 … 3큰술
맛술 … 3큰술

A　카레 가루 … 1큰술
　　녹말가루 … 1큰술
　　쌀가루 … 1큰술
　　물 … 5큰술

조리법

1　파는 5mm 두께로 어슷하게 썰고, 어묵은 5mm 두께로 둥글게 썬다. 돼지고기는 1㎝ 폭으로 자른다.

2　A는 잘 섞어둔다. 우동 삶을 물을 끓인다.

3　프라이팬에 우지(재료 외)를 두르고 뜨거워지면 돼지고기를 볶는다. 충분히 익으면 파와 어묵과 소금을 약간 넣고 살짝 익힌다.

4　물과 가쓰오부시를 넣고 끓으면 불을 약하게 줄이고, 간장과 맛술을 넣고 2분 정도 푹 끓인다.

5　A를 저으면서 조금씩 붓고(전부 넣지 않아도 된다), 취향에 맞게 걸쭉해지면 1~2분간 더 끓인다.

6　우동을 삶아서 그릇에 담고 5번을 붓는다.

온면이라면 쌀국수가 제맛이다!

구운 가지
돼지고기 쌀국수

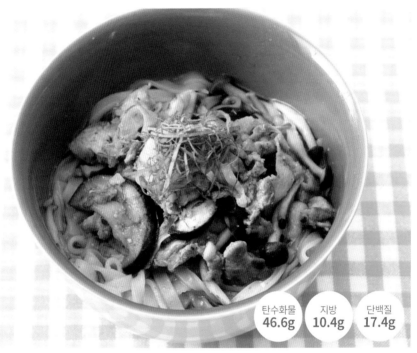

탄수화물	지방	단백질
46.6g	10.4g	17.4g

 재료　　　　　　2인분

가지 … 2개
불고기용 돼지고기 … 200g
백만송이버섯 … 100g
차조기 잎 … 10장

A　으깬 참깨 … 2작은술
　　미소된장 … 1작은술
　　간장 … 1작은술
　　맛술 … 2작은술

쌀국수 … 100g
멘츠유 … 적당량
시치미 … 적당량

 조리법

1　가지는 반으로 자르고 5mm 두께로 어슷하게 썬다. 백만
　　송이버섯은 밑뿌리를 떼어내고 먹기 좋게 찢어놓는다.
　　차조기 잎은 잘게 자른다. A는 잘 섞어둔다.

2　프라이팬에 우지(재료 외)를 둘러 달구고 돼지고기를 볶
　　는다. 돼지고기 색깔이 변아면 가지와 백민송이버섯을
　　넣고 A를 넣어 잘 섞으면서 볶는다.

3　쌀국수를 삶아서 소쿠리에 건져 물기를 빼고 그릇에 담
　　는다.

4　위 2번의 고명과 차조기 잎을 올리고 멘츠유(멸치, 다시마
　　등으로 우려낸 국물에 간장과 맛술, 설탕을 넣어 만든 조미료)를
　　붓는다. 취향에 맞게 시치미(칠레고추, 참깨, 김, 말린 만다
　　린, 검은깨, 생강, 산초를 넣어 만든 향신료 가루)를 뿌린다.

아이를 키우느라 살을 뺄 수가 없어!
메뉴를 고르는 전제 조건은
아이가 좋아하는 맛

현재는 두 아이를 키우느라 다이어트는 엄두도 내지 못하는 형편이다. 출산 전에는 나름 날씬한 몸매에 자부심을 가졌는데, 지금은 자포자기한 상태. 당시 입었던 옷이 전혀 들어가지 않는 몸매로 변신해 정말 속상하다.

주로 아이가 좋아하는 메뉴를 만들고, 휴일에는 푸드코트에서 정크푸드를 사서 함께 먹는다. 게다가 아이가 남긴 것까지 무심코 먹게 된다.

아이와 저녁을 먹는 시간이 일러서인지, 늦게 퇴근하는 남편을 기다리다 보면 허기가 진다. 배가 고파 아이와 함께 또 한 끼를 추가한다. 정신을 차려보니 하루에 네다섯 끼를 먹게 되었다.

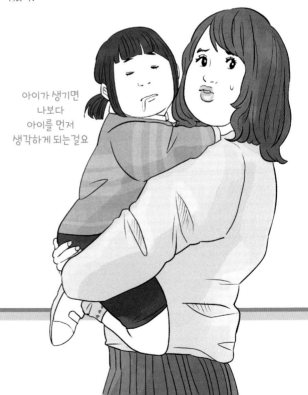

아이가 생기면
나보다
아이를 먼저
생각하게 되는걸요

58

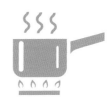

출산 전 몸매로 돌아가고 싶다!
아이를 키워도 날씬해지고 싶은
여자의 식생활

☐ 아이가 좋아하는 메뉴는 탄수화물+지방 덩어리.

☐ 빵은 맛있고 간단히 끼니를 때울 수 있어서 나도 모르게 많이 사게 된다.
　빵집 출입을 끊고 싶지만 무리다.

☐ 단백질을 섭취하고 싶지만
　매일 스테이크를 먹는 건 금전적으로 무리.

☐ 나만 해초를 곁들여 다이어트에 도전!
　하지만 금세 질려버렸다.

☐ 두부 다이어트, 두부 다이어트…….
　이제 보기만 해도 넌더리가 난다.

☐ 일찌감치 저녁을 먹고 나면
　늦은 시간에 자꾸 이것저것 주워 먹는다.

모리쌤의 어드바이스

'아이가 좋아하니까'라는 말은 엄마의 변명이다. 엄마가 만들어주는 그 고탄수화물×고지방 메뉴를 아이가 처음부터 좋아했을까? 아이가 무엇을 좋아하고 먹는지는 엄마 하기 나름이다.

아이도 좋아하고 나도 날씬해지는 메뉴가 있을까?

Q 햄버거에 카레에 오므라이스가 줄을 잇는다. 매일의 메뉴는 아무래도 아이의 입맛에 맞추기 쉽다. 날씬한 스타일을 유지하기 위해서 나만 다른 메뉴를 먹는 방법은 없을까?

A 아이의 입맛은 보통 부모가 만든다. 우선 시중에 넘치는 자극적인 음식을 피하는 게 출발점. 그리고 아이가 좋아하는 음식도 몸에 좋은 방향으로 조금씩 바꿔가도록 한다. 그러면 날씬한 몸매와 건강을 함께 잡을 수 있다.

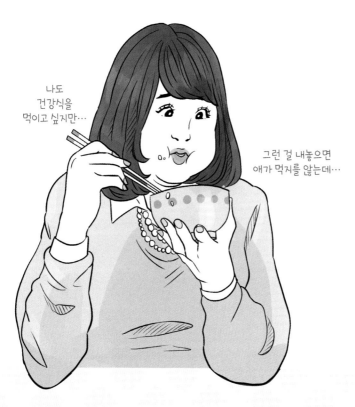

나도 건강식을 먹이고 싶지만…

그런 걸 내놓으면 애가 먹지를 않는데…

아이의 식욕도 만족시키는
건강한 식단으로 바꾸자

엄마는 아이가 생기면 이전과 같은 식생활을 유지하기가 어렵다. 아이가 좋아하는 메뉴만 골라서 만들거나, 아이가 남긴 걸 버리기 아깝다고 집어 먹는 등 식습관이 엉망이 되어버리기 쉽다. 결국 엄마는 자기한테 맞는 음식은 챙기지 못한 채 아이가 좋아하는 음식을 같이 먹을 수밖에 없다.

하지만 방법을 잘 강구하면 아이의 입맛을 바꾸지 않고도 건강한 식사를 할 수 있다. 예를 들면 기름을 최대한 쓰지 않도록 노력하고, 또 비지 가루와 두부 등 건강에 좋은 식재료를 써보자. 음식을 조리할 때 올리브유를 쓰면 감칠맛을 더할 수도 있으니 참고하자.

이번 기회에 자신뿐만 아니라 아이한테도 제대로 된 미각을 길러주면 좋다. 단, 아이나 어른이나 식습관을 갑자기 바꾸는 것은 쉬운 일이 아니니 건강한 맛에 서서히 익숙해지게 노력해야 한다.

아이들 점심도 엄마가 만들기 나름!

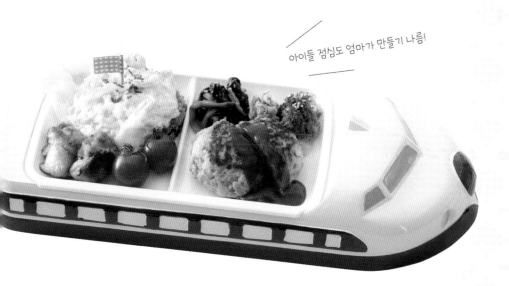

우지를 사용해서 굽기만 하면 끝!

튀기지 않은
가라아게

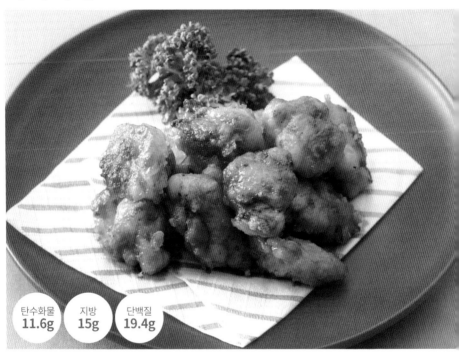

탄수화물
11.6g

지방
15g

단백질
19.4g

 재료 　　　2인분

닭다리살(껍질 없음) ⋯ 1개
소금 ⋯ 약간
후추 ⋯ 약간

A　마늘 ⋯ 1쪽
　　생강 ⋯ 1쪽
　　간장 ⋯ 1.5큰술
　　청주 ⋯ 2작은술

녹말가루 ⋯ 3큰술
우지 ⋯ 적당량

🍲 조리법

1　닭다리살을 한입 크기로 자르고 소금·후추를 뿌린다.

2　마늘과 생강을 강판에 갈고 A를 만든다.

3　닭고기와 A를 지퍼백에 넣고 잘 버무린 다음 냉장실에서
　10분 동안 재운다(바쁘면 생략해도 된다). 냉장실에서 꺼
　내서 녹말가루를 꼼꼼하게 묻힌다.

4　프라이팬에 우지를 얇게 두른다. 녹말가루를 묻힌 닭고
　기를 중불에서 4~5분 굽는다. 색이 노릇노릇해질 때까
　지 건드리지 않는다.

5　뒤집어서 다시 4~5분 굽는다.

※ 키친타월로 기름기를 빼면서 구우면 기름이 튀는 것을
　막을 수 있다.

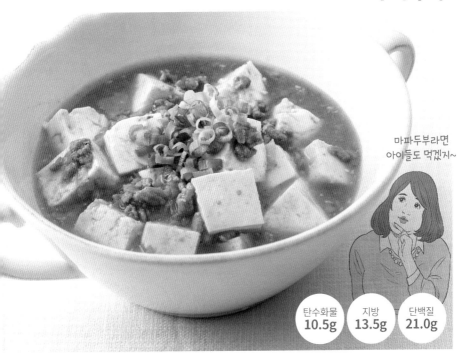

간단한 식재료로 맛있는 중국요리 만들기

조미료 없는
마파두부

마파두부라면
아이들도 먹겠지~

탄수화물	지방	단백질
10.5g	13.5g	21.0g

재료　　　2인분

두부 … 1모
불고기용 돼지고기 … 100g
파 … 1/3대
마늘 … 1쪽
생강 … 1쪽

A　맛술 … 1큰술
　　두반장 혹은
　　미소된장 … 1작은술
　　청주 … 1큰술
　　간장 … 2큰술
　　물 … 120㎖
B　녹말가루 … 1큰술
　　물 … 1큰술

쪽파 … 취향대로

조리법

1　두부는 1㎝ 크기로 네모나게 자른다. A는 섞어둔다.

※ 연두부는 끓는 물에 살짝 데치면 모양이 무너지는 것을
　방지할 수 있다.

2　파, 마늘, 생강을 잘게 다진다. 불고기용 돼지고기는 부
　엌칼로 다진다.

3　프라이팬(아니면 웍)을 달궈서 우지(재료 외)를 두르고 마
　늘·생강을 볶다가 향이 나기 시작하면 파를 넣는다.

4　돼지고기를 넣고 강한 불에서 볶는다. 충분히 익으면 A
　를 넣는다.

5　푹 끓이고 나서 두부를 넣고 전체를 잘 섞는다.

6　다시 한소끔 끓으면 불을 줄이고 B의 녹말 물을 조금씩
　넣어 걸쭉하게 만든다.

7　접시에 담고 쪽파로 장식한다.

아이는 흰밥, 엄마는 야채를 넣고 먹는다

콜리플라워
카레라이스

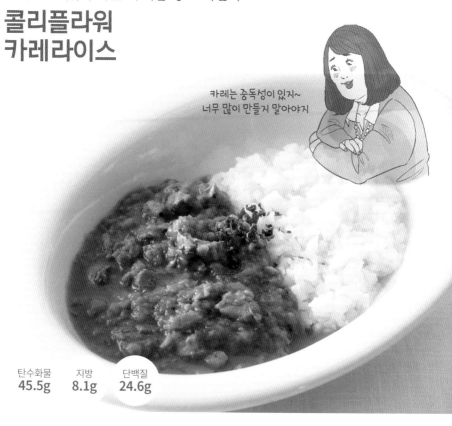

카레는 중독성이 있지~
너무 많이 만들지 말아야지

탄수화물	지방	단백질
45.5g	**8.1g**	**24.6g**

 재료　　　4인분

닭다리살(껍질 없음) … 2개
양파 … 1개
당근 … 1개
마늘, 생강 … 1쪽씩
사과 … 1개
카레 가루, 쌀가루 … 2큰술

A　소금 … 1/2작은술
　　후추 … 약간
　　끓는 물 … 600㎖
B　간장 … 1작은술
　　우스터소스 … 1큰술

콜리플라워 … 1송이
밥 … 75g×사람 수

 조리법

1　콜리플라워는 소금을 넣고 끓인 넉넉한 물에 6~7분간 삶는다. 꺼내서 식힌 후 지퍼백에 넣고 손으로 으깨서 밥과 섞는다.

2　닭고기는 한입 크기로 썰고, 양파, 당근, 생강, 마늘, 사과는 잘게 다진다.

3　속이 깊은 프라이팬에 우지(재료 외)를 두르고 양파, 생강, 마늘을 볶는다. 겉이 옅은 갈색을 띠면 닭고기를 넣고 다시 볶는다. 당근, 사과를 넣고 약한 불에서 5분 정도 볶는다.

4　일단 불을 끄고 쌀가루와 카레 가루를 넣고 전체를 골고루 섞는다.

5　A를 넣고 20분 정도 저으면서 푹 끓인다. 마지막으로 B를 넣고 10분간 조린다.

비지 가루로 고기 맛을 즐긴다!

두부 비지 햄버거

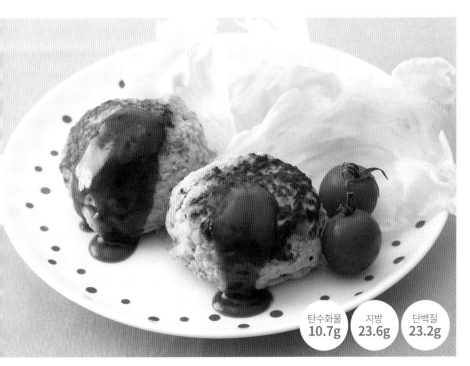

탄수화물	지방	단백질
10.7g	23.6g	23.2g

 재료 만들기 편한 분량 4~8개

저민 고기 … 400g
소금 … 1/4작은술
후추 … 약간
비지 가루 … 1큰술
(뭉쳐지지 않으면 수가한다)
연두부 … 200g
계란, 양파 … 1개씩
물 … 100㎖

소스
케첩 … 4큰술
주노소스 … 2큰술
(걸쭉하고 향긋한 풍미를 가진 만능 소
스로, 돈가스소스와 우스터소스의 중
간 맛이 난다)
청주 … 3큰술

 조리법

1 양파를 잘게 다지고, 우지(재료 외)를 두른 프라이팬에 볶
   는다.

2 저민 고기와 소금, 후추를 섞고 끈기가 생길 때까지 치댄
   다. 계란, 두부, 비지 가루, 볶은 양파를 넣고 다시 섞는다.

3 4~8등분해서 빚은 다음 우지(재료 외)를 두른 프라이팬에
   서 양면이 노릇노릇해질 때까지 센 불로 굽는다.

4 양면에 눌은 자국이 생기면 불을 100ml 넣고 뚜껑을 덮
   어서 중불에서 푹 찐다.

5 수분이 없어지고 꼬치 등으로 찔러서 투명한 즙이 나오
   면 불을 끈다.

6 지저분해진 프라이팬을 닦고 소스의 재료를 넣는다. 약
   불에서 따뜻해질 정도로 끓인다.

65

두유로 화이트소스의 맛을 즐긴다

두유 스쿱 그라탱

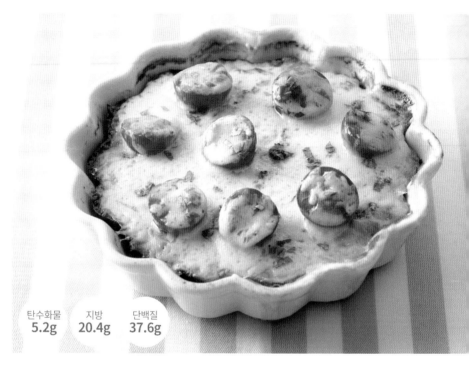

탄수화물	지방	단백질
5.2g	20.4g	37.6g

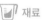 재료　　　　　2인분

A 돼지고기 간 것 … 300g
　　(살코기)
　　소금 … 1/4작은술
　　후추 … 약간
　　계란 … 1개
　　플레인 요구르트 … 100g
　　무조정 두유 … 100㎖
　　(다른 첨가물 없이 대두와 물로
　　만든 두유)
　　간장 … 1작은술
　　차조기 잎 … 3장
슈레드치즈 … 40g
방울토마토 … 3개

 조리법

1 계란은 그릇에 풀어놓고 차조기 잎은 손으로 찢는다. A
는 전부 그릇에 넣어서 섞는다. 방울토마토는 반으로 자
른다.

2 섞은 A를 그라탱 접시에 붓는다.

3 포일을 씌우고 200도로 예열한 오븐(토스트기)에서 20분
간 굽고 방울토마토와 슈레드치즈를 올린다. 포일을 벗
겨내고 250℃에서 10분간 더 굽는다(또는 생선그릴에서
포일을 씌우고 굽는다). 꼬치로 찔렀을 때 투명한 즙이 나
오면 OK.

4 토마토와 치즈에 눌은 자국이 생길 때까지 굽는다.

※ 스쿱 그라탱은 숟가락으로 떠먹는 그라탱을 말한다. 브
로콜리와 버섯을 더 넣어도 좋다.

밥의 양을 줄이고 두부를 섞어 만든다

두부 오므라이스

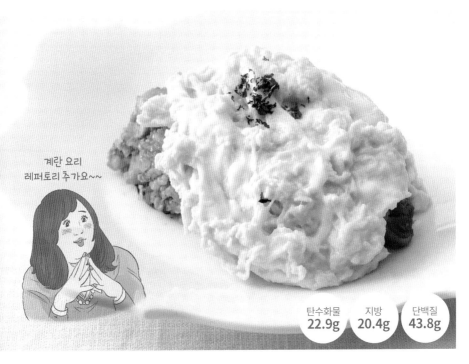

계란 요리
레퍼토리 추가요~~

탄수화물	지방	단백질
22.9g	20.4g	43.8g

 재료　　　　2인분

계란 … 4개
두유 … 2큰술
소금 … 1꼬집

치킨라이스
닭가슴살(껍질 없음) … 1개
당근 … 1/2개
백만송이버섯 … 100g
양파 … 1/2개
케첩 … 3큰술
목면두부 … 100g
밥 … 75g×2인분
소금 … 적당량
후추 … 약간

🍲 조리법

1. 두부는 평평한 접시 사이에 넣어서 물기를 뺀다. 닭가슴살은 작게 어슷썰기 한다. 당근, 양파, 백만송이버섯은 잘게 다진다.

2. 달군 프라이팬에 우지(재료 외)를 두르고 닭가슴살을 볶는다. 색이 변하면 다진 채소를 넣는다.

3. 두부를 으깨면서 밥을 넣고 볶는다. 케첩을 넣어 섞고 소금과 후추로 맛을 조절한다.

4. 계란은 잘 풀어서 두유와 소금을 섞는다.

5. 우지(재료 외)를 충분히 두른 프라이팬을 달구고 계란물 2개분을 붓는다. 계란을 휘젓다가 따뜻해지면 불을 끈다. 식기 전에 모양을 잡은 다음 밥 위에 올린다.

빵의 단맛을 잊을 수가 없어!

Q 요즘 유명한 빵집에 들어가면 맛있어 보이는 빵에서 눈을 뗄 수가 없다. 순간 끓어오르는 식욕을 참지 못하고 2~3개씩 사버린다.
야채로 속이 꽉 찬 샌드위치를 고르려는데 쉽지가 않고, 설탕이 듬뿍 들어간 빵은 먹고 싶은데 어쩔까?

A 설탕이 많이 들어간 빵 대신 무설탕 식빵을 사는 게 좋다. 집에서 즐겨 먹는 반찬을 식빵 사이에 넣어 먹으면 별미를 즐길 수 있다. 이런 샌드위치 대용의 빵은 그리 나쁘지 않다.

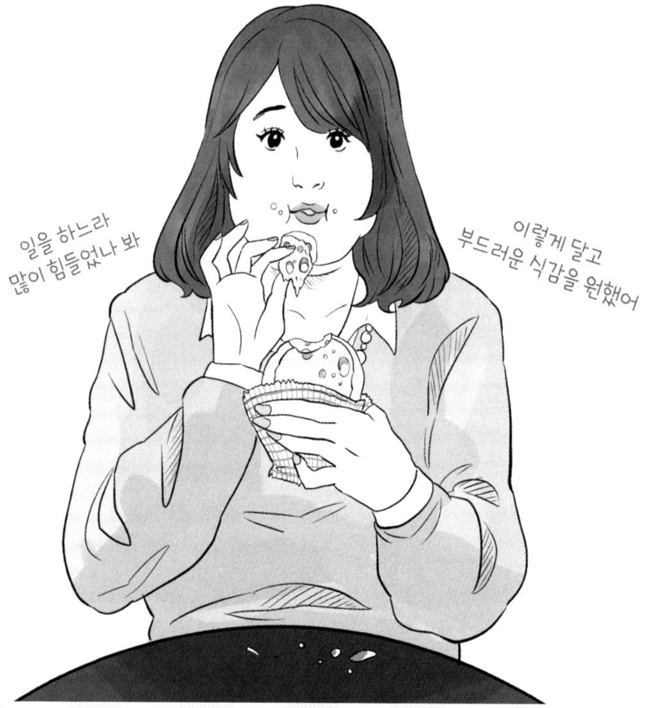
일을 하느라
많이 힘들었나 봐
이렇게 달고
부드러운 식감을 원했어

'단백질이 꽉 찬 샌드위치'를 다이어트 친구로 만들어라

설탕이 듬뿍 들어간 빵은 과자이다. 빵을 좋아한다고 하면 요컨대 과자가 먹고 싶은 것이라고 할 수도 있다. 게다가 빵에는 대부분 버터가 많이 들어간다. 고로 탄수화물과 지방이 많아서 단 빵과 크로켓 종류는 다이어트에서 절대 금물이다.

폭신폭신하게 부풀어 오른 크루아상도 웬만큼 먹어서는 양에 차지 않지만 칼로리는 밥 1공기가 넘는다.

설탕과 버터가 많이 들어간 빵보다는 지방이 적은 식빵이 낫다. 여기에 어울리는 고기나 생선을 빵 사이에 듬뿍 넣은 샌드위치를 먹으면 포만감이 느껴질 것이다. 물론 밥보다는 지방이 많지만 아침이나 점심에 먹으면 괜찮다. 지방이 많은 속 재료를 고르지 않게 주의하는 것이 포인트이다.

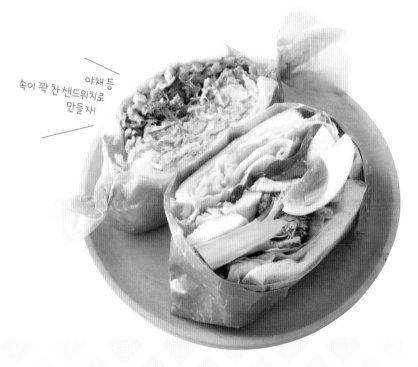

야채 등 속이 꽉 찬 샌드위치로 만들자!

돼지고기를 듬뿍 겹겹이 넣는다

생강 돼지고기 구이
샌드위치

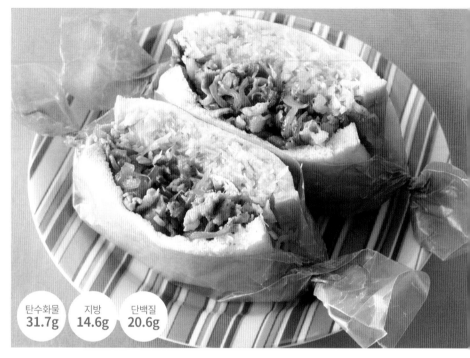

탄수화물	지방	단백질
31.7g	14.6g	20.6g

 재료　　식빵 2장분

돼지고기 ⋯ 150g
청주 ⋯ 1/2작은술
쌀가루 ⋯ 1/2큰술
양파 ⋯ 1/4개
생강 ⋯ 1/4쪽
간장 ⋯ 2작은술
맛술 ⋯ 2작은술
양배추 ⋯ 1/4통
소금 ⋯ 약간
식빵 ⋯ 2장(8장 들이)

 조리법

1 돼지고기에 술을 골고루 바르고 쌀가루를 묻힌다. 양파는 둥글게 썬다. 생강은 강판에 간다. 양배추는 잘게 자르고, 부피가 줄어들도록 소금에 절였다가 수분이 남지 않게 꽉 짠다.

2 프라이팬에 우지(재료 외)를 두르고 돼지고기를 굽는다. 대충 익으면 양파를 넣고 볶고, 흐늘흐늘해지면 생강과 간장, 맛술을 넣고 맛을 낸다.

3 랩 위에 식빵 1장을 놓고 양배추와 구운 돼지고기를 올린다. 다시 식빵 1장을 올리고 위에서 누른 다음 랩으로 싼다. 반으로 자른다.

고등어와 빵의 궁합? 의외로 잘 어울린다!

고등어
샌드위치

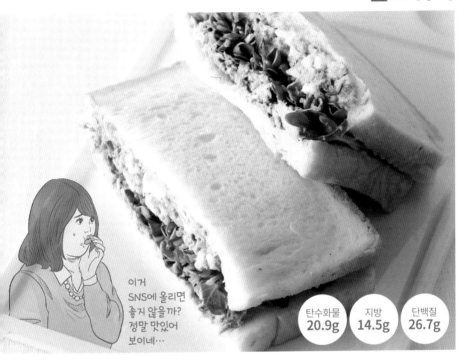

이거
SNS에 올리면
좋지 않을까?
정말 맛있어
보이네…

탄수화물	지방	단백질
20.9g	14.5g	26.7g

재료　　식빵 2장분

고등어통조림 … 1캔
요구르트 … 1큰술
소금, 후추 … 약간
삶은 계란 … 1개
무순 … 1팩
식빵 … 2장(8장 들이)

조리법

1 고등어통조림의 고등어를 포크 등으로 촘촘하게 으깬
　다. 삶은 계란 다진 것과 요구르트를 넣고 소금과 후추로
　간을 한다. 무순은 뿌리를 떼어낸다.

2 랩 위에 식빵 1징을 놓고 무순, 그 위에 고등어를 올린
　다. 나시 식빵 1장을 올리고 위에서 누른 다음 랩으로 씬
　다. 반으로 자른다.

DIET POINT　샌드위치에 들어가는 마요네즈는 지방 덩어리다. 그래서 요구르트로 대체한다.
산미가 있고 부드럽게 발린다. 계란과 섞어서 마요네즈 느낌을 내면 더 좋다.

치즈와 멸치의 조합이 환상적이다

멸치와 김 치즈
샌드위치

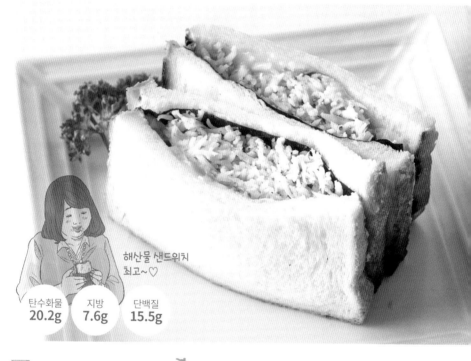

해산물 샌드위치
최고~♡

탄수화물	지방	단백질
20.2g	7.6g	15.5g

재료　　　식빵 2장분

멸치 … 50g
김 … 큰 것 1/2장
쪽파 … 1큰술
카망베르치즈… 1/6통×2개
식빵 … 2장(8장 들이)

조리법

1　김은 식빵 크기에 맞춰 2장으로 자른다. 쪽파는 적당한 길이로 자른다. 카망베르치즈는 1cm 두께로 자른다.

2　식빵 1장에 김을 깔고, 위에 멸치와 쪽파, 카망베르치즈를 올린다. 그대로 그릴이나 토스터에서 굽는다. 식빵 1장도 함께 굽는다.

3　치즈가 녹을 정도로 구워지면 랩 위에 놓는다. 김과 식빵을 겹쳐 올리고 눌러서 랩으로 싼 후 반으로 자른다.

DIET POINT　멸치는 아주 유용한 생선이다. 통째로 먹을 수 있어서 칼슘, 마그네슘이 풍부하다. 조금만 넣어도 영양가가 높은 우수한 식품이다.

빵 속에 고기와 야채가 듬뿍!

닭가슴살 샌드위치

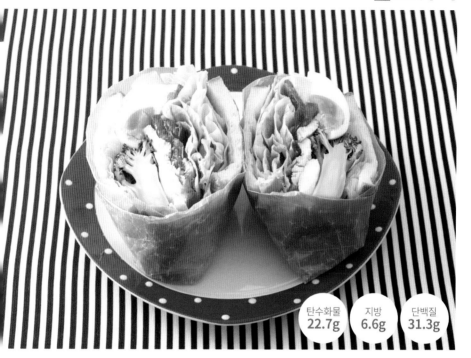

탄수화물	지방	단백질
22.7g	6.6g	31.3g

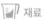 재료　　식빵 2장분

익힌 닭가슴살 … 1개
삶은 계란 … 1개
브로콜리 … 2~4조각
토마토 … 1/2개
양상추 … 2장
식빵 … 2장(6장 들이)

 조리법

1 익힌 닭가슴살은 1cm 두께로 비스듬히 썬다.

2 프라이팬에 얇게 물을 두르고 소금을 1꼬집 넣는다. 물이 끓으면 브로콜리를 넣고 뚜껑을 덮었다가 1~2분간 뒤집으면서 데친다. 다 데치면 물기를 완전히 뺀다. 토마토는 둥글게 자르고 양상추는 식빵 크기로 겹쳐서 올린다.

3 식빵, 양상추, 닭가슴살, 브로콜리, 토마토, 삶은 계란, 양상추, 식빵 순서로 랩 위에 겹쳐 올리고 위에서 누른다. 랩으로 싸서 반으로 자른다.

단백질로 채워질
샌드위치 재료

빵이지만 단백질을 듬뿍 섭취할 수 있는 것이 '속
이 꽉 찬 샌드위치'이다. 겉은 빵인데 속은 건강식
으로 가득 채워 살도 빼고 건강도 챙기는 일석이조
의 다이어트 레시피로 추천한다.
이 책에 나오는 요리들을 빵 사이에 끼워서 먹어보
라. 맛있는 요리를 식빵에 넣어 나만의 별미를 즐
기는 호사를 누릴 수 있다.

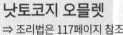

낫토코지 오믈렛
⇒ 조리법은 117페이지 참조

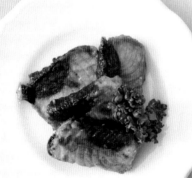

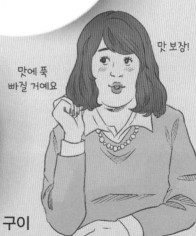

맛에 푹
빠질 거예요

맛 보장!

가다랑어 간장 구이
⇒ 조리법은 125페이지 참조

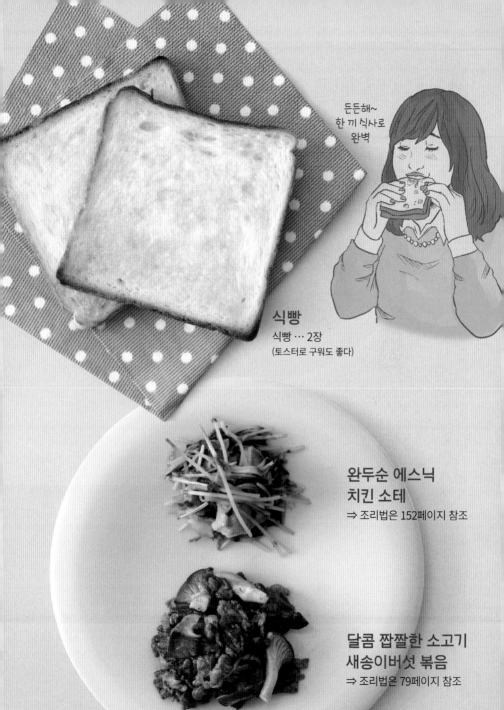

든든해~
한 끼 식사로
완벽

식빵
식빵 … 2장
(토스터로 구워도 좋다)

**완두순 에스닉
치킨 소테**
⇒ 조리법은 152페이지 참조

**달콤 짭짤한 소고기
새송이버섯 볶음**
⇒ 조리법은 79페이지 참조

탄수화물을 줄이려니
돈이 많이 든다!

Q 고기와 생선을 전보다 많이 먹어서 예전보다 날씬해졌다. 날씬해져서 기쁘지만 돈이 너무 많이 들어 고민이다. 매달 월급의 많은 부분이 식비로 사라진다. 좋은 방법이 없을까?

A 물론 건강과 몸매를 유지하는 데 단백질 섭취가 중요하다. 그런데 평소에 식이섬유가 풍부한 식품을 같이 먹으면 금상첨화이다. 단백질과 식이섬유를 골고루 섭취하면 우리 몸에 필요한 영양과 가정의 엥겔계수의 균형도 맞출 수가 있을 것이다.

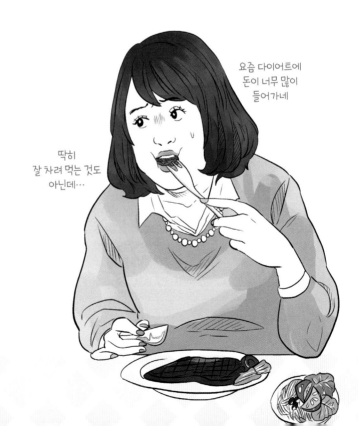

요즘 다이어트에
돈이 너무 많이
들어가네

딱히
잘 차려 먹는 것도
아닌데…

싸고 몸에 좋고 섬유질이 풍부한
버섯류를 곁들인다

고기, 생선 등의 단백질만 섭취해서 배를 채우려고 하면 돈이 많이 든다. 그럴 때
는 식이섬유의 양을 늘리는 게 좋다. 식이섬유는 그 자체로 영양이 없지만 수분을
흡수하는 등 우리 몸 안에서 하는 생리적 기능이 뛰어나다. 위를 자극해 장의 활
동을 원활하게 만들어 변비와 대장암을 예방하는 데도 도움을 준다.
특히 버섯은 식감이 좋아서 포만감이 드는 동시에 살이 빠지는 농축액인 침의 분
비도 늘린다. 단, 기름을 잘 흡수하니 조리법에 주의하고, 기본적으로 삶거나 데
쳐서 먹기를 추천한다.

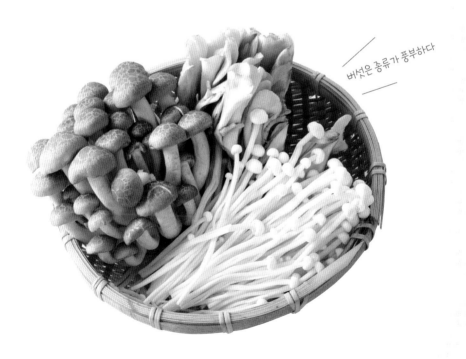

버섯은 종류가 풍부하다

채소와 버섯으로 만드는 열빙어 요리

열빙어
난반츠케*

*난반츠케 ; 튀김옷 없이
튀기거나 소금구이를 한
생선에 파, 양파를 넣고
초간장에 절인 것

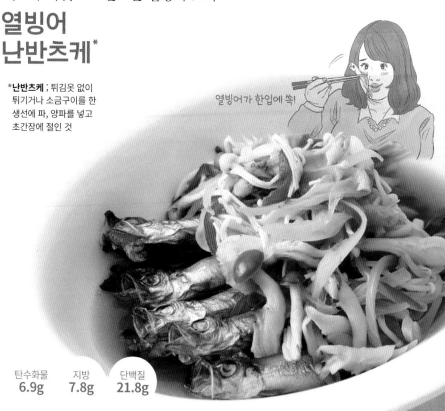

열빙어가 한입에 쏙!

탄수화물	지방	단백질
6.9g	7.8g	21.8g

 재료   2인분

열빙어 … 10마리
양파 … 1/4개
붉은 파프리카 … 1/4개
버섯(취향대로) … 150g

A 간장 … 1.5큰술
   맛술 … 1큰술
   식초 … 50㎖
   물 … 50㎖
   가쓰오부시 … 1g

 조리법

1 양파는 얇게 썰고 붉은 파프리카는 잘게 자른다. 버섯
   류는 밑뿌리를 떼고 먹기 좋은 크기로 찢어놓는다.

2 열빙어는 생선그릴이나 프라이팬에서 구운 후 꺼낸다.

3 프라이팬에 양파, 파프리카, 버섯과 A를 넣어 가열한 후,
   뚜껑을 덮고 버섯이 익을 때까지 약~중불에서 익힌다.

4 그릇에 열빙어를 넣고 3번을 올려서 절인다.

5 냉장고에 넣고 식힌다.

버섯과 함께하는 소고기는 가성비 최고!

달콤 짭짤한 소고기
새송이버섯 볶음

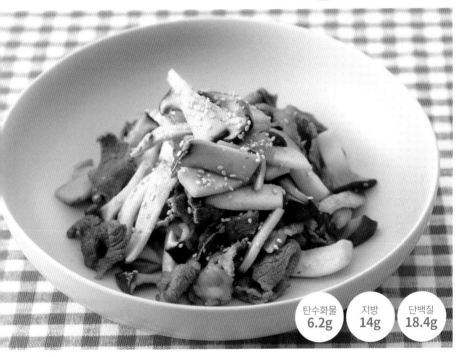

탄수화물	지방	단백질
6.2g	14g	18.4g

재료   2인분

새송이버섯 … 2팩(200g)
소고기 … 150g
간장 … 1.5큰술
맛술 … 1.5큰술
소금, 후추   적당량
참깨 … 1작은술

조리법

1 새송이버섯은 세로 5mm 두께로 자르고, 긴 것은 가로로 반을 자른다.

2 프라이팬에 우지(재료 외)를 얇게 두르고 새송이버섯을 볶는다.

3 버섯이 흐물흐물해지면 프라이팬 가운데를 비우고 소고기를 볶는다.

4 소고기의 색이 변하면 맛술, 간장 순서로 넣고 물기가 없어질 때까지 볶는다. 소금과 후추로 맛을 조절하고 참깨를 뿌린다.

밥은 적게, 건더기는 많이 먹자!

팽이버섯
닭고기 계란 덮밥

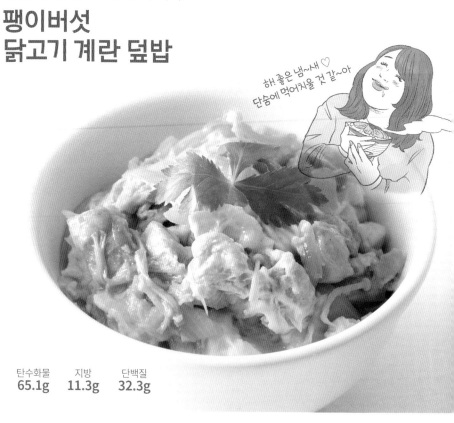

해 좋은 냄~새 ♡
단숨에 먹어치울 것 같~아

탄수화물	지방	단백질
65.1g	**11.3g**	**32.3g**

 재료　　　　　2인분

닭다리살(껍질 없음) … 1장
팽이버섯 … 100g
양파 … 1개
계란 … 2개
밥 … 200g(2공기)

A　간장 … 2큰술
　　맛술 … 2큰술
　　물 … 100㎖
　　가쓰오부시 … 1g

조리법

1 닭고기는 한입 크기로 썰고, 팽이버섯은 밑뿌리를 떼어
　내고 반으로 자르고, 양파는 둥글게 썬다.

2 A와 팽이버섯과 양파를 프라이팬에 넣고 가열한다. 부글
　부글 끓으면 뚜껑을 덮고 약불에서 2~3분간 더 끓인다.
　잘 섞은 후 닭고기를 넣는다.

3 바짝 조려지도록 중불에서 보글보글 끓인다.

4 닭고기가 충분히 익으면 푼 계란을 전체적으로 흘려 넣
　는다. 뚜껑을 덮고 약불에서 30초 익힌 다음 불을 끄고
　1분간 뜸을 들인다.

모리샘의 어드바이스

저녁 식사라면
밥 양은 80g으로.
아침 식사는 100g도
괜찮다.

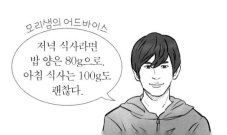

미소된장국이라면 버섯이 안성맞춤

돼지고기 버섯 미소된장국

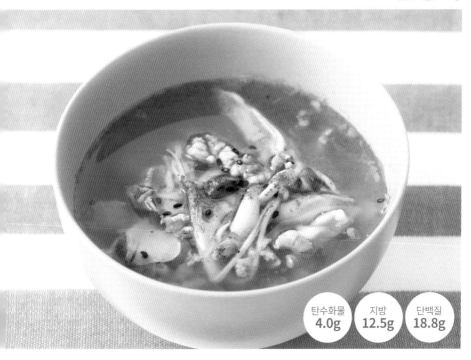

탄수화물	지방	단백질
4.0g	12.5g	18.8g

 재료　　　　2인분

버섯(취향대로) … 200g
돼지고기 … 150g
생강 … 1쪽
가쓰오부시 … 1g
미소된장 … 2큰술
참기름 … 1/2작은술
시치미 … 취향대로

조리법

1 버섯은 밑뿌리를 떼어내고 먹기 좋은 크기로 찢는다. 생강은 잘게 다진다.

2 냄비에 우지(재료 외)를 얇게 두르고 생강을 볶는다. 거기에 돼지고기를 넣고 볶아서 색이 변하기 시작하면 버섯을 넣고 살짝 볶는다

3 건더기가 잠길 정도로 물을 붓고 뚜껑을 덮고 끓인다. 국물이 끓으면 약불로 줄이고 가쓰오부시를 넣는다.

4 불을 약하게 줄이고 미소된장을 풀어서 넣는다.

5 그릇에 담고 참기름과 시치미를 뿌린다.

해조류가 들어간 음식을
식탁에 자주 올리려면?

〜〜〜〜〜〜〜〜〜〜〜〜〜〜〜〜〜〜〜〜〜〜〜〜〜〜〜〜〜

Q 해조류가 다이어트에 좋다는 사실은 누구나 알고 있다. 그런데 머릿속에 떠오르는 것이라곤 미소된장국과 샐러드, 무침뿐이라면?
살을 빼는 것도 좋지만 같은 메뉴만 돌려서 먹으니 지겹고 짜증 난다. 다이어트를 실패할 것 같은 예감이 스물스물〜〜〜.
식욕을 돋우는 해조류 섭취 방법은 없을까? 맛있게 먹고 살도 빼고 싶다.

A 해조류만 조리해서 먹으면 입맛이 돌지 않는다. 여러 가지 해산물과 함께 먹어야 한다. 자신의 입맛에 맞는 식재료를 함께 조리해 먹으면 집토끼 산토끼 둘 다 잡을 수 있다.

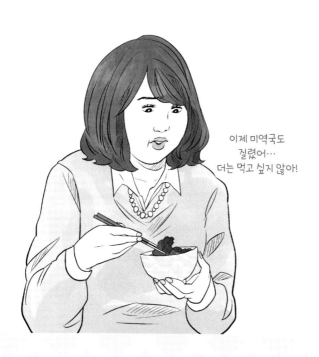

이제 미역국도
질렸어…
더는 먹고 싶지 않아!

덮밥으로 먹어도 오케이!
다양한 식재료를 곁들여라

다이어트에는 야채보다 해조류의 효과가 더 뛰어나다. 해조류는 변비를 해소하는 수용성 식이섬유 외에 마그네슘, 요오드 등 다이어트에 중요한 영양소를 포함하고 있기 때문이다.

다이어트를 위해 저칼로리 식단으로 식생활을 하면 대사 활동이 활발하지 않게 된다. 그렇기 때문에 요오드를 부족하지 않게 섭취하는 것이 다이어트 성공 비결이라는 사실을 명심해야 한다. 요오드는 갑상선 호르몬의 분비를 활발히 하고 대사를 컨트롤하는 영양소이다.

또한 해조류는 지방이 없어서 덮밥에 넣어 먹어도 좋다.

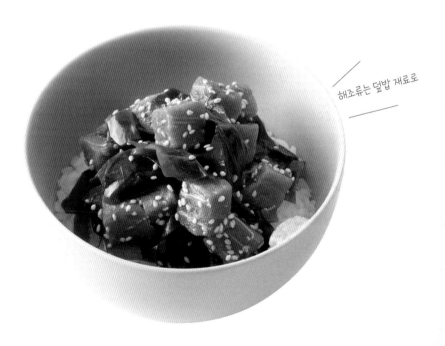

해조류는 덮밥 재료로

끈끈하고 미끈거려서 먹으려면 시간이 걸린다

미역 맛버섯
낫토 덮밥

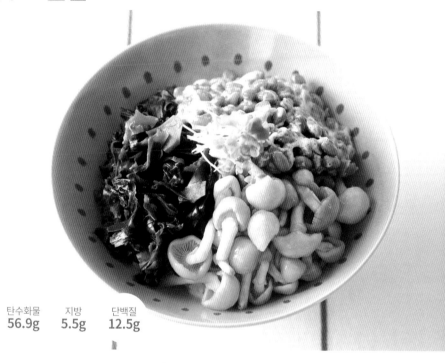

탄수화물	지방	단백질
56.9g	**5.5g**	**12.5g**

🥛 재료　　　　　1인분

밥 … 100g
미역 … 건조 미역 : 1g,
생미역 : 10g(취향대로)

맛버섯 … 1/2팩
낫토 … 1팩
간장 … 1/2작은술

🍲 조리법

1 맛버섯은 끓는 물에 넣어 살짝 데친다. 미역은 물에 불렸
　다 꺼내서 먹기 좋은 크기로 자른다.
2 밥을 그릇에 담고 미역, 맛버섯, 낫토를 얹는다.
3 간장을 부은 후 섞어서 먹는다.

DIET POINT 　미역과 맛버섯의 미끈거리는 점액은 식이섬유이다. 이 점액이 위의 점막을 보호하
고 혈당치 상승을 막아준다. 특히 탄수화물이 완만하게 흡수되므로 탄수화물이 많
은 음식을 먹을 때는 함께 섭취할 것을 추천한다.

어울리는 음식이 무궁무진한 해조류의 대표

미역귀
명란젓 덮밥

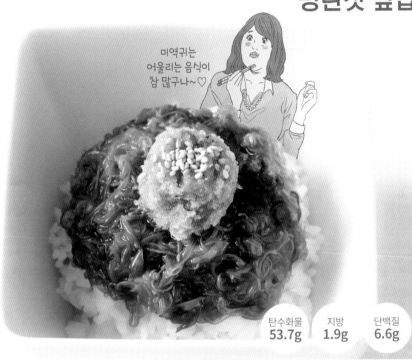

미역귀는
어울리는 음식이
참 많구나~♡

탄수화물	지방	단백질
53.7g	1.9g	6.6g

 재료　　　　1인분

밥 … 100g
미역귀 … 50g
명란젓 … 1/4개
참깨 … 적당량
간장 … 취향대로

🍚 조리법

1　밥을 그릇에 담고 명란젓, 미역귀를 올린다. 그 위에 참
　　깨를 뿌린다.
2　간장을 취향에 맞게 넣는다.

 DIET POINT 밥 양은 한 명당 100g이 기준. 밤늦은 시간에는 80g 정도로 조절하라.

참치회 덮밥에 한 번 더 얹는다

큰실말
참치회 덮밥

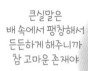

큰실말은
배 속에서 팽창해서
든든하게 해주니까
참 고마운 존재야

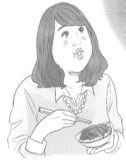

탄수화물	지방	단백질
57.5g	**1.8g**	**18.2g**

 재료　　　　　1인분

밥 … 100g
참치 붉은 살 … 3~4조각
큰실말(모즈쿠) … 30g
무순 … 적당량
간장 … 적당량
고추냉이 … 적당량

 조리법

1 밥을 그릇에 담고 큰실말, 참치를 얹는다. 그 위에 무순을 올린다.
2 간장을 붓고 고추냉이(와사비)를 곁들인다.

모리샘의 어드바이스

바쁠 때는 덮밥이
아주 편리하다.
참치회와 큰실말을 사서
밥에 올리기만 하면 완성.

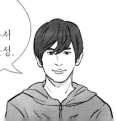

미소된장국이 아니라도 쓸 데가 있다!

다시마 채 연어 덮밥

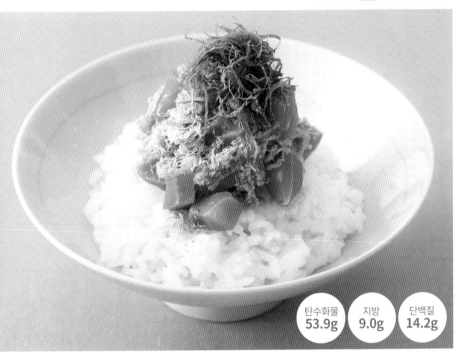

탄수화물
53.9g

지방
9.0g

단백질
14.2g

재료   2인분

밥 … 100g
다시마 채 … 2g
연어회 … 3~4점
차소기 잎 … 2징
간장 … 적당량

조리법

1 그릇에 밥을 담고 깍둑썬 연어와 다시마 채를 올리고, 채 썬 차조기 잎을 얹는다.
2 간장을 넣는다.

DIET POINT

다시마는 요오드가 많이 함유되어 있으므로 일주일에 2~3회 섭취하는 정도로도 충분하다. 너무 많이 먹으면 갑상선 질환에 걸릴 위험성이 있으니 하루에 10g 이내로 섭취할 것을 권한다.

다이어트용 두부와 낫토는
이제 꼴도 보기 싫어!

Q 고기와 생선 외에 양질의 단백질로 콩 제품이 있다.
두부를 다시마 국물에 살짝 데쳐 양념에 찍어 먹는 유도후(湯豆腐), 냉두부에 간장과 고명을 얹어 먹는 히야얏코(冷奴), 낫토 덮밥. 다이어트용 두부를 매일 먹으니 질려버렸다······. 아무리 건강에 좋다는 콩 제품이라도 뭔가 변화가 필요한 시점.
간단히 조리해 먹을 수 있는 레시피는 없을까?

A 두부를 이용한 다이어트에 실패하는 원인 중 하나가 금세 질리는 것. 그럴 때는 콩의 영양이 꽉 찬 비지 가루를 추천한다. 주식에서 디저트까지 어느 음식에도 잘 어울리고 장기간 보관이 가능한 것이 장점이다.

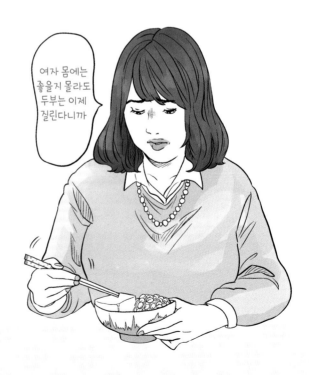

여자 몸에는 좋을지 몰라도 두부는 이제 질린다니까

보관이 쉬워서 활용할 데가 많다!
비지 가루 다용도 활용법

탄수화물 제한 다이어트의 걸림돌 중 하나는 고기와 생선을 사는 데 비용이 많이 든다는 것이다. 그래서 식물성 단백질을 적극적으로 권하지만, 낫토와 두부만 먹으면 금세 질리게 된다.

그럴 때 비지를 건조시킨 비지 가루를 활용하면 좋다. 비지에는 단백질과 비타민 B군, 미네랄이 풍부하게 들어 있고, 동물성 단백질로 섭취할 수 없는 마그네슘도 섭취할 수 있다.

그리고 부침개처럼 밀가루로 만드는 음식에 넣을 수 있고 디저트와 고기 요리 등 어디에 넣어도 잘 어울린다. 보관했다가 언제든 꺼내서 쓸 수 있는 것도 매력이다.

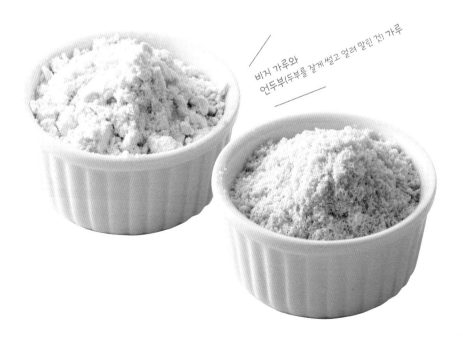

비지 가루와
언두부(두부를 잘게 썰고 얼려 말린 것) 가루

밀가루 대신 비지 가루를 써라

비지 가루
빈대떡

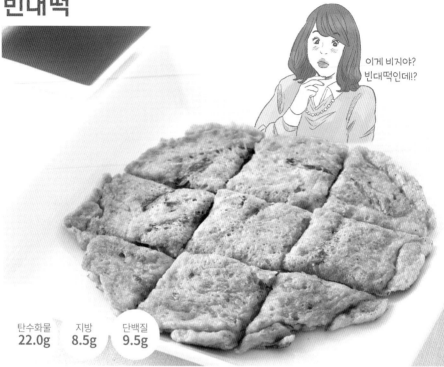

이게 비지야?
빈대떡인데!?

탄수화물
22.0g

지방
8.5g

단백질
9.5g

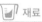 재료   2인분

비지 가루 … 2큰술
감자 … 2개
부추 … 1/2단
분홍새우 … 1작은술
계란 … 1개
가쓰오부시 … 3g
소금 … 약간

양념장
간장 … 2작은술
식초 … 2작은술
고추장(있으면) … 1작은술

 조리법

1 감자는 껍질을 벗겨서 강판에 간다. 부추는 3~4㎝ 길이
   로 자른다.

2 비지 가루, 감자, 부추, 분홍새우, 계란, 가쓰오부시, 소금
   을 그릇에 넣어 섞는다.

3 우지(재료 외)를 두른 프라이팬에 반죽을 흘려 넣는다.

4 노릇노릇하게 구워지면 뒤집어서 굽는다.

5 그릇에 담아서 먹기 좋은 크기로 자르고 양념장을 곁들
   인다.

※ 고추장 대신 미소된장 1작은술+맛술 1/2작은술+시치
   미를 써도 된다.

달콤한 케이크로 단백질을 섭취한다

비지 가루
고구마 케이크

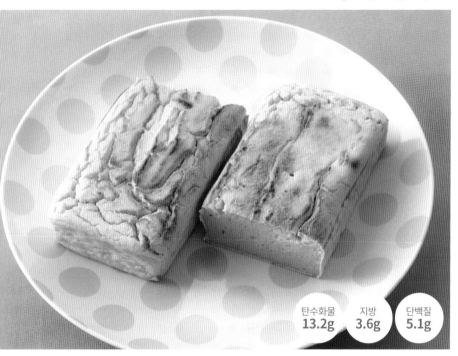

탄수화물	지방	단백질
13.2g	**3.6g**	**5.1g**

 재료 파운드케이크 1개분

고구마 … 200g
비지 가루 … 30g
바나나 … 1개
두유 … 200㎖
계란 … 2개
녹말가루 … 2큰술
베이킹파우더 … 4g
(1작은술)

 조리법

1 고구마는 찌거나 삶는다.

※ 프라이팬으로 삶는 방법: 프라이팬에 물을 2㎝ 정도 붓
고 고구마를 씻어서 넣는다. 뚜껑을 덮고 불을 켠다. 물
이 끓으면 약~중불로 20분가량 찐다. 도중에 고구마를
뒤집는다. 물이 너무 졸면 새워 넣는다.

2 고구마와 바나나를 으깨면서 그 외의 재료를 전부 섞는
다(핸드블렌더나 믹서로 섞어도 좋다).

3 파운드케이크 틀에 넣고 170도의 오븐에서 35분간 굽
는다.

4 조금 식으면 틀에서 꺼낸다. 냉장고에 넣어서 식혀도 좋다.

팬케이크로 만들면 식사로 오케이!

비지 가루
계란 팬케이크

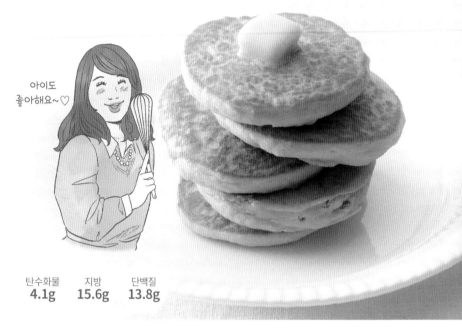

아이도
좋아해요~♡

탄수화물
4.1g

지방
15.6g

단백질
13.8g

 재료　　　　　2인분

비지 가루 … 50g
계란 … 2개
베이킹파우더 … 4g(1작은술)
탄수화물 … 100㎖
(없으면 물)
두유 … 100㎖
소금 … 2꼬집
버터 … 15g

🍲 조리법

1 비지 가루와 베이킹파우더를 그릇에 넣고 섞는다.

2 계란과 탄산수, 두유, 소금을 넣고 잘 섞는다.

3 프라이팬에 버터를 바르고 달궈지면 반죽을 흘려 넣는다.

4 뚜껑을 닫고 중불에 3~5분 굽는다. 눌은 자국이 생기면
  뒤집어서 3분 정도 더 굽는다.

모리샘의 어드바이스

건과류와 말린 과일,
게핏가루, 코코아 가루 등을
넣어도 좋다. 달지 않아서
카레의 난처럼 밥 대신
먹을 수 있다.

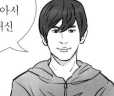

식물성 & 동물성 단백질을 두 배로 섭취

언두부
닭고기 완자

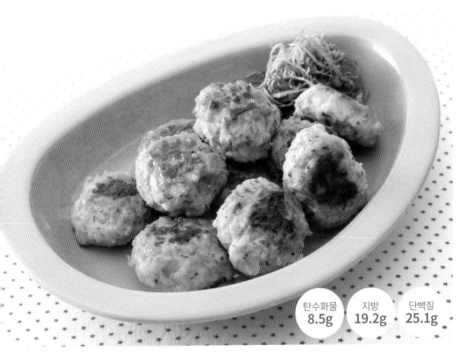

탄수화물	지방	단백질
8.5g	19.2g	25.1g

 재료　　　　2인분

저민 닭고기 … 200g
양파 … 1/4개
차조기 잎 … 4장
계란 … 1개
소금 … 1/4작은술
후추 … 약간
녹말가루 … 1큰술
언두부 가루 … 15g

A　간장 … 1큰술
　　맛술 … 1큰술
　　물 … 2큰술

 조리법

1　양파, 차조기 잎은 잘게 다진다. A는 잘 섞어둔다.

2　우지(재료 외)를 두른 프라이팬에 양파를 볶는다.

3　저민 닭고기, 볶은 양파, 차조기 잎, 계란, 소금, 후추, 녹말가루, 언두부 가루를 그릇에 넣고 반죽한다(뭉치지 않으면 언두부 가루를 더 넣는다).

4　동그랗게 빚어 우지(재료 외)를 두른 프라이팬에 놓고 뚜껑을 덮고 골고루 굽는다.

5　양면이 노릇노릇해지면 A를 넣고 완자를 굴려서 맛이 배게 한다.

맛도 모양도 완벽하게 완성!

언두부
오믈렛

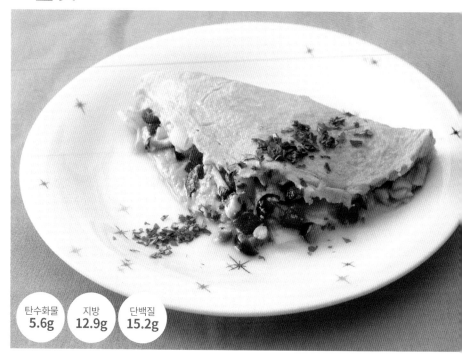

탄수화물
5.6g

지방
12.9g

단백질
15.2g

 재료　　　　2인분

언두부 가루 … 2큰술
두유 … 2큰술
계란 … 3개
간장 … 1작은술
파프리카 … 1/2개
양파 … 1/4개
새송이버섯 … 50g
소금 … 적당량
후추 … 적당량
파슬리 … 취향대로

조리법

1　언두부 가루, 두유, 계란, 간장을 섞어서 계란물을 만들
어둔다. 파프리카, 양파를 1㎝ 크기로 깍둑썰기하고 새
송이버섯은 잘게 다진다.

2　프라이팬을 달구고 파프리카, 양파, 새송이버섯을 볶고,
소금과 후추를 빈틈없이 뿌리고 꺼낸다.

3　프라이팬에 우지(재료 외)를 두르고 계란물을 부은 다음
젓가락으로 계란을 풀듯이 저으면서 익힌다. 가장자리
가 단단해지면서 계란이 반쯤 익으면 2번을 넣고 계란
을 모으면서 반으로 접어서 모양을 잡는다.

4　접시에 담고 파슬리를 뿌린다.

쫄깃쫄깃하고 배가 든든하다

언두부
감자떡

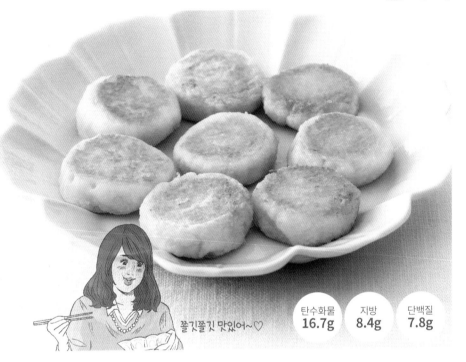

쫄깃쫄깃 맛있어~♡

탄수화물	지방	단백질
16.7g	8.4g	7.8g

🥛 재료　　　　　2인분

언두부 가루 … 1큰술
감자 … 1개
녹말가루 …1큰술
두유 … 3큰술
파르메산 치즈 … 1큰술
소금 … 1/4작은술
비터 … 10g

🍲 조리법

1 감자를 삶거나 찐다.

2 껍질을 벗기고 으깬다.

3 그릇에 2번의 감자와 언두부 가루, 녹말가루, 두유, 소
　금, 파르메산 치즈를 넣고 섞어서 모양을 만든다.

4 프라이팬에 버터를 녹이고 3번을 넣어 숭불에서 굽다
　노릇노릇해지면 뒤집는다. 약불에서 노르스름해질 때
　까지 마저 굽는다.

모리샘의 어드바이스

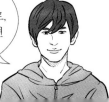

언두부 가루는 시중에서
찾아보기 힘들 수 있으므로,
언두부를 갈아서 사용하면
편리하다.

늦게 자는 올빼미형 인간인데
공복에는 잠이 오지 않아!

Q 아이의 스케줄에 맞춰 일찌감치 저녁을 먹는다. 아이를 일찍 재우고도 이런 저런 할 일이 태산이다. 밤늦은 시간의 공복은 피할 길이 없다.
그러면 아무래도 배가 고파서 잠이 오지 않는다. 잠자리에 들기 전에 먹으면 안 된다는 걸 알면서도 자꾸만 먹게 된다.
그리고 부른 배를 감싸 안고 후회와 자기혐오에 사로잡혀 잠이 든다……. 정말 이렇게 살아도 되는 것일까?

A 너무 금욕적인 다이어트는 역효과만 낳을 뿐이다. 가능하면 자기 전의 식사 는 삼가는 게 좋다. 그래도 먹고 싶을 때는 무리하게 참지 말고 먹어도 된다. 그리고 어차피 먹을 거라면 영양가가 높고 간편하게 먹을 수 있는 아보카도 를 권한다.

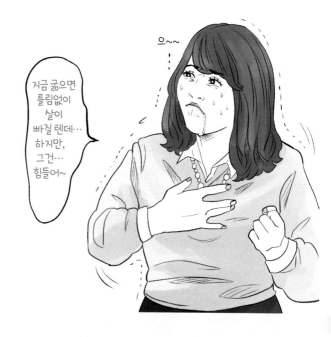

아보카도의 진한 맛은
조금만 먹어도 공복을 채운다

야채 종류가 무난하기는 하지만, 오이를 씹어도 잠은 오지 않는다. 게다가 너무 금욕적으로 다이어트를 하면 요요현상이 올 수도 있으니 무리는 금물. 이것저것 따져봤을 때 먹기 편하면서 조금만 먹어도 포만감이 드는 아보카도가 좋다.

아보카도는 지방이 많은 편이지만 탄수화물과 함께 먹지 않으면 괜찮다. 어떻게 조합하느냐에 따라 무궁무진하게 변신할 수 있는 과일이기 때문이다.

소금과 고추냉이, 간장으로만 간해서 심플하게 먹어도 맛있다. 별미로 즐기고 싶다면 꿀을 올려서 아이스크림처럼 먹을 수 있다.

잘라서 뭔가를 넣거나 붓기만 하면 완성이니, 불을 쓰고 싶지 않은 간편 야식에 안성맞춤이다.

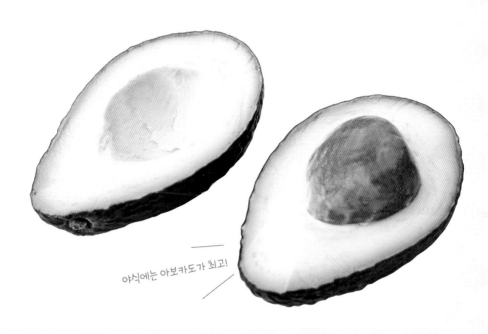

야식에는 아보카도가 최고!

단것을 먹고 싶은 밤에 제격인 야식

벌꿀 치즈
아보카도

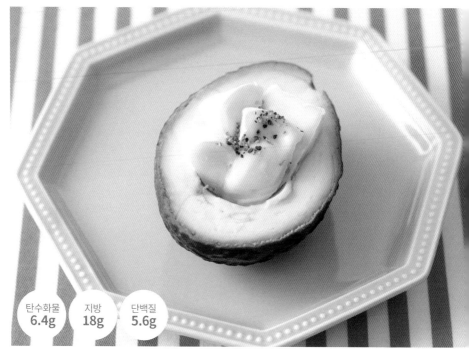

탄수화물
6.4g

지방
18g

단백질
5.6g

🥛 재료   1인분

아보카도 … 1/2개
카망베르치즈 … 1/6개
벌꿀 … 1작은술
후추 … 취향대로

🍲 조리법

1 아보카도를 반으로 잘라 씨를 제거하고 치즈를 위에 올린다.

2 오븐토스트기에서 치즈가 녹을 때까지 5분가량 굽는다. 벌꿀을 붓고 취향대로 후추를 뿌린다.

모리샘의 어드바이스

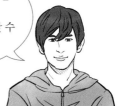

단 게 생각나는 밤에는
꿀을 먹으면 좋다.
편안하게 숙면을 취할 수
있을 것이다.

멸치를 씹는 맛에다 치즈의 깊은 맛까지!

멸치 치즈 아보카도

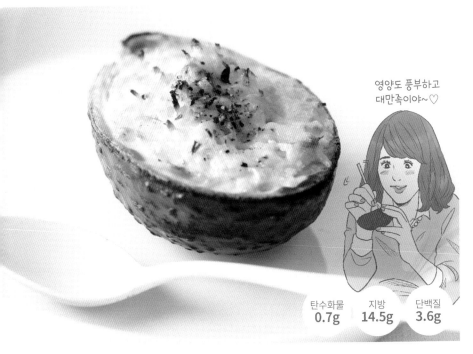

영양도 풍부하고
대만족이야~ ♡

탄수화물	지방	단백질
0.7g	14.5g	3.6g

재료　　1인분

아보카도 … 1/2개
멸치 … 1큰술
슈레드치즈 … 1~2작은술
소금, 후추 … 약간

조리법

1 아보카도를 반으로 잘라 씨를 뺀다.

2 멸치와 치즈를 올리고 오븐토스트기로 5분간 굽는다.

3 소금, 후추를 뿌린다.

DIET
POINT
아보카도에 함유된 양질의 지방은 포만감을 주고, 피부를 아름답게 해주는 효과가
있다. 또 동맥경화를 예방하는 효과도 기대할 수 있다.

유행하는 다이어트는 다 해봤다!
나는 왜 실패했을까?

다이어트 비법이 새로 나오면 이것저것 따지지 않고 일단 해본다. 이번에야말로 살을 뺄 수 있다고 꿈꾸면서 시작하는 발걸음은 가볍기만 하다.

하지만 어떤 다이어트를 시도해도 금세 귀찮아지거나 질려버린다. 편한 걸 좋아하는 데다 끈기가 부족한 성격 탓일까? 결국은 어느 것도 오래 지속하지 못한 채 실패를 거듭했다.

다이어트 약도 먹어보았지만 전혀 '효과'를 보지 못했다. 이제 단식원에 가는 수밖에 없나……. 이런 내가 정말 싫다!

힘든 도전은 하고 싶지 않고,
누구나 편하게 살을
빼고 싶으니까~

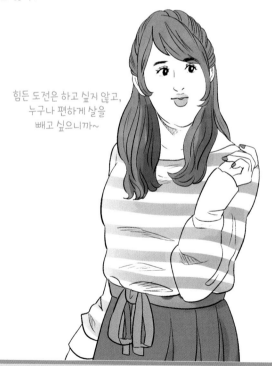

유행하는 다이어트 방법을 시작해보자
쉽고 편하게 살을 빼고 싶은
여자의 식생활

- ☐ 간식은 매일 삶은 계란. 입안은 퍼석퍼석…….

- ☐ 매일 저녁 술 한잔! 안주가 나의 저녁.

- ☐ 편의점의 싸구려 도시락은 내 친구. 밥과 반찬은 1:1.

- ☐ 간편하게 조리할 수 있는 '시판용 전골'은 최고의 메뉴.

- ☐ 해외 유명 인사들에게 인기 있는 오트밀은 정말 맛이 없다.

- ☐ 세끼 밥보다 과자가 더 좋다! 단것의 유혹에 완패.

- ☐ 향신료가 들어간 인도나 태국, 베트남 요리는 군침이 돈다

모리샘의 어드바이스
세상에는 수많은 다이어트 방법이 있지만 근본적인 해결책이 아니다. 살이 잘 찌는 음
식을 좋아하는 사람이라면 식습관과 입맛을 바꾸는 것이 중요하다.

삶은 계란만 오래 먹으면
아무래도 질리겠지……

Q 콜레스테롤과도 관계없고 몇 개를 먹어도 괜찮다고 해서 계란만 먹던 나날
들. 게다가 영양 만점의 완전식품인지라 다이어트할 때도 인기 최고다.
간식으로 삶은 계란, 밥 대신 삶은 계란 등등 부담 없이 맘껏 먹을 수 있다.
언제나 먹을 수 있어서 편하지만 입안이 퍼석퍼석한 게 흠이라면 흠이다.

A 간식으로 계란을 먹어도 된다는 말은 기본적으로 영양이 충분하다는 증거이
다. 계란을 먹기로 한 것은 좋은 아이디어. 문제는 먹는 방법이다. 만능으로
활용할 수 있는 냉동 계란 노른자를 만들어두고 언제든 원하는 대로 조리해
즐겨 먹자.

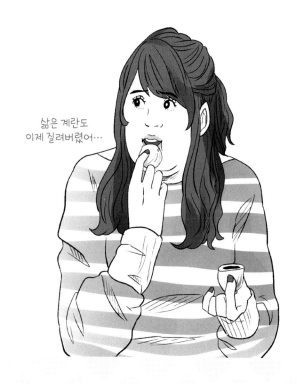

삶은 계란도
이제 질려버렸어…

계란이 미각을 조절해준다
냉동 계란 노른자로 메뉴를 다양하게!

밥을 잘 챙겨 먹는데도 뭔가가 자꾸 먹고 싶다면, 필요한 영양소가 부족해 몸에서 그것을 원하기 때문이다.

단, 단것만 필요 이상으로 원하는 것은 미각이 이상해진 탓이다. 그러니 간식을 계란으로 바꿔보자. 몸에 필요한 영양소를 섭취하면 쓸데없이 이것저것 챙겨 먹지 않게 될 것이다. 하지만 몸에 좋다고 삶은 계란만 먹으면 금세 질린다.

그래서 추천하고 싶은 것이 냉동 계란 노른자이다. 냉동 계란 노른자는 맛과 식감이 특이하고 냉동해서 보관할 수 있으며, 어떤 요리에도 활용도가 높은 아이템이다.

집에서 간단하게 만들 수 있을 뿐만 아니라, 입맛이 없을 때 별미로 즐길 수 있다.

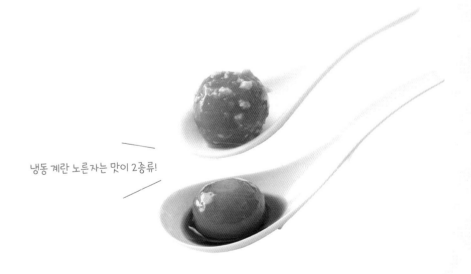

냉동 계란 노른자는 맛이 2종류!

한입에 쏙 들어가는 일품요리!
냉동 계란 노른자
간장(된장) 절임

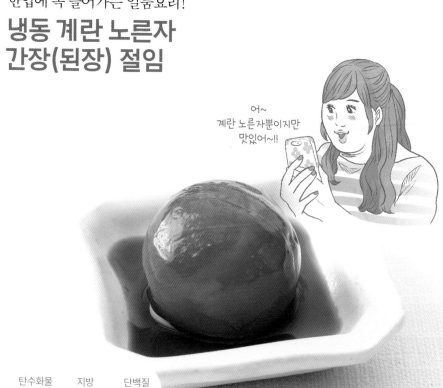

어~
계란 노른자뿐이지만
맛있어~!!

탄수화물	지방	단백질
0.4g	5.4g	2.9g

재료   만들기 편한 분량

계란 … 만들고 싶은 양만큼
간장 혹은 된장 …
계란이 잠기는 양만큼

※ 날계란은 반드시 씻어서
   지퍼백 등에 넣는다.

※ 냉동 계란 노른자를 바로
   만들고 싶다면 끓는 물을
   사용해서 해동한다.

조리법

1 날계란을 씻어서 물기를 제거한 후 지퍼백이나 밀폐용
   기에 넣고 하루 동안 얼린다. (하룻밤(8시간 정도)만 얼리면
   완전하게 얼지 않는다.)

2 냉장실에서 해동한다. 흰자만 원래 상태로 돌아간다.

3 계란을 깨고 노른자만 건져서 다른 용기에 옮겨 담는다.

4 간장이나 된장을 계란 노른자가 잠길 정도로 넣는다. 20
   분 정도 지나면 먹을 수 있다. 하룻밤 재워두면 맛이 더
   진해진다.

 냉동 계란 노른자는 간장, 된장에 절인 채 3일 정도 보존할 수 있는데, 맛이 진해지
니 주의한다. 계란 노른자는 빨리 상하니까 유통기한을 신경 쓰자.

밥에서 흘러넘치는 황금의 윤기

냉동 계란 노른자 주먹밥

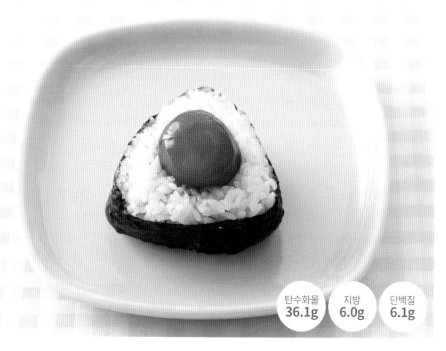

탄수화물	지방	단백질
36.1g	6.0g	6.1g

 재료   2인분

냉동 계란 노른자 간장
or 된장절임 … 2개
밥 … 2공기
김 … 주먹밥 2개분

조리법

1 냉동 계란 노른자 간장(된장)절임을 밥 위에 올리거나 안에 넣어서 주먹밥을 만든다. 김을 두른다.

모리샘의 어드바이스

도시락 반찬으로 먹기에는
적합하지 않다.
즉석에서 만들어 먹는 것이
미각을 살리는 방법이다.

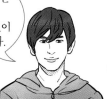

105

간식으로 단백질을 섭취할 수 있어 일거양득!

냉동 계란 노른자 오징어회

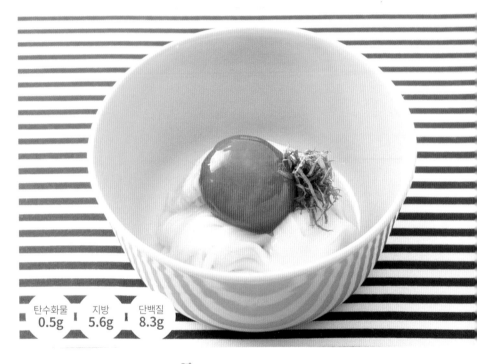

탄수화물	지방	단백질
0.5g	5.6g	8.3g

재료　　2인분

오징어회 ⋯ 1팩

냉동 계란 노른자 간장
or 된장절임 ⋯ 1개

차조기 잎 ⋯ 1~2장

조리법

1　오징어회를 그릇에 담고 냉동 계란 노른자, 채 썬 차조기
　　잎을 그 위에 올린다.

DIET POINT　오징어에 함유된 타우린은 간의 회복과 피로 해소에 도움을 준다. 좀처럼 식탁에 올리기 힘든 오징어도 이렇게 하면 쉽게 먹을 수 있지 않을까?

밥 대신 끈끈한 두부를 먹는다!

냉동 계란 노른자 두부

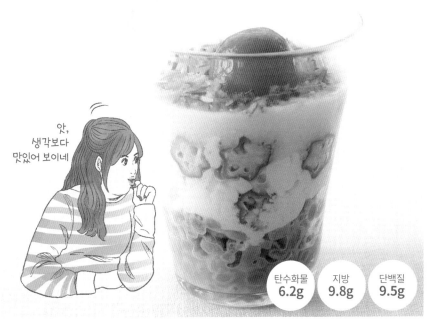

탄수화물	지방	단백질
6.2g	9.8g	9.5g

재료   2인분

냉동 계란 노른자 간장
or 된장절임 ··· 1개

연두부 ··· 50g

낫토 ··· 1팩

삼바 ··· 5cm

오크라 ··· 2개

양하 ··· 1개

참깨 ··· 1작은술

쪽파 ··· 약간

조리법

1   참마는 갈아놓는다. 양하와 쪽파는 잘게 다지고 오크라는 송송 썬다.

2   두부 위에 모든 재료를 올리고 섞으면서 먹는다.

DIET POINT   섞으면서 먹으면 끈끈한 식감으로 인해 포만감을 느낄 수 있다. 이것이 장에서 탄수화물을 부드럽게 흡수하게 돕는다.

탄수화물 덩어리가 아닌 파스타를 즐긴다!

냉동 계란 노른자
낫토 파스타

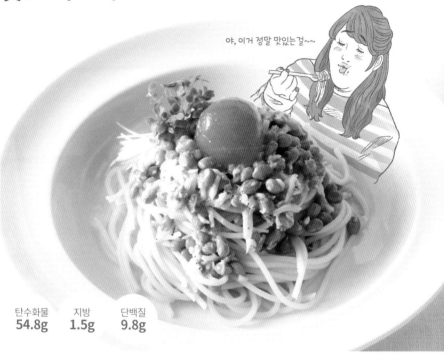

야, 이거 정말 맛있는걸~~

탄수화물	지방	단백질
54.8g	**1.5g**	**9.8g**

 재료　　　　2인분

냉동 계란 노른자 간장
or 된장절임 … 2개

낫토 … 2팩

멸치 … 2큰술

소금 … 1꼬집

브로콜리순 … 1팩
(혹은 무순)

파스타 … 160g

물 … 2ℓ

소금 … 1큰술

조리법

1 브로콜리순은 뿌리를 제거한다.

2 물을 끓인 다음 소금을 넣고 파스타를 삶는다.

3 그릇에 낫토, 멸치, 소금을 넣고 섞는다.

4 파스타를 그릇에 담고, 그 위에 3번을 올린다. 한가운데
　에 냉동 계란 노른자를 얹고 브로콜리순을 곁들인다.

5 면을 비벼서 먹는다.

간장 계란 밥에 참치로 맛을 더한다

냉동 계란 노른자
참치 덮밥

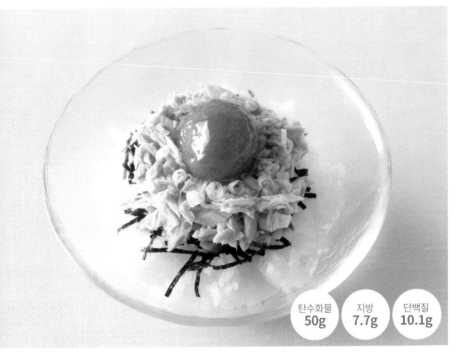

탄수화물	지방	단백질
50g	7.7g	10.1g

 재료　　　　　2인분

냉동 계란 노른자 간장
or 된장절임 … 2개

참치통조림 … 2캔
(논오일, 식염 무첨가)

김 … 큰 것 1장

참기름 … 1작은술

밥 … 200g(2공기)

쪽파 … 취향대로

조리법

1 그릇에 밥, 채 썬 김, 참치, 냉동 계란 노른자를 순서대로
　 담고 참기름을 살짝 넣는다. 맛이 덜하면 간장을 넣고 밥
　 을 비벼가며 먹는다.

 DIET POINT 냉동 계란 노른자에 간장 맛이 확실하게 배어서 조미료를 넣을 필요가 없다.
부족할 때만 간장을 추가해 염분을 억제한다.

'머그컵 계란찜'으로
나만의 간식을 즐긴다

계란을 이용한 기본 요리, 계란찜. 집에서 아무 때
나 손쉽게 만들어 먹을 수 있는 초간단 요리.
머그컵에 넣어 전자레인지에 익히기만 하면 만들
수 있다. 간식으로 배를 채우는 요리로 100점을 주
고 싶다!

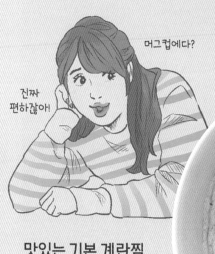

머그컵에다?

진짜
편하잖아!

맛있는 기본 계란찜

재료(컵 2개분)

계란 … 1개
간장에 가쓰오부시와 다시마를 넣고 끓인
맑은 국물 … 2작은술
가쓰오부시 … 1g
물 … 100㎖

만드는 법

1 모든 재료를 잘 섞어서 머그컵에 넣는다.
2 랩을 씌우고 전자레인지 500w를 기준으로
　2분~2분 30초 정도 상태를 보면서 돌린다.

각자 기호에 따라
넣고 싶은 재료를 넣는다!

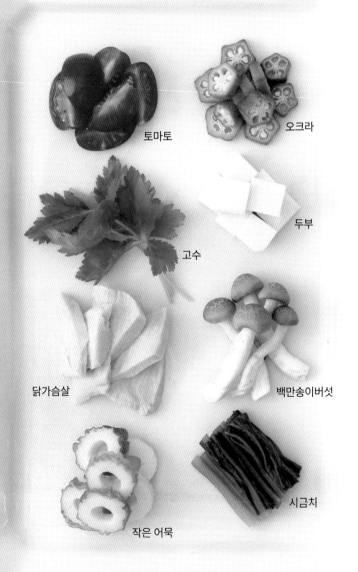

토마토

오크라

고수

두부

닭가슴살

백만송이버섯

작은 어묵

시금치

남김없이 먹는다!
계란 흰자 활용 레시피

냉동 계란 노른자를 만들고 남은 흰자.
흰자에도 단백질이 들어 있어 그냥 버리기에는 너무
아깝다! 그렇다고 흰자만 먹기에는 뭔가 찝찝하다.
계란 흰자만 활용한 레시피를 소개한다.

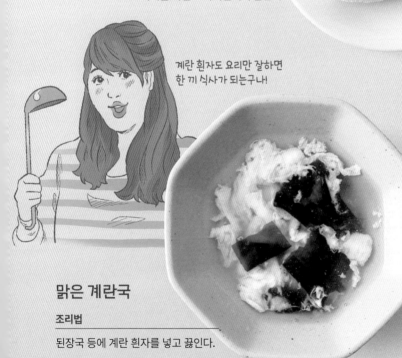

화이트오믈렛

조리법

거품을 낸 계란 흰자 2개에 슈레드치즈
1작은술과 소금 한 꼬집을 넣고 섞어서
버터를 녹인 프라이팬에서 굽는다.

계란 흰자도 요리만 잘하면
한 끼 식사가 되는구나!

맑은 계란국

조리법

된장국 등에 계란 흰자를 넣고 끓인다.

거품 계란 흰자 구이

조리법

계란 흰자 2개분을 질 지어 거품을 내고 잘게 다진 분홍새우 1작은술, 간장 1작은술을 섞은 다음 우지를 두른 프라이팬에서 굽는다.

거품 계란 흰자 덮밥

조리법

계란 흰자를 잘 저어 거품을 낸 다음 밥에 얹고 김과 간장을 섞어 먹는다.

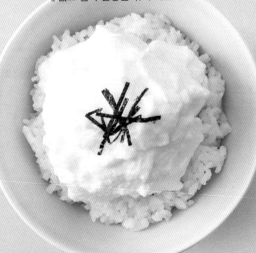

계란 흰자 코코트찜

조리법

거품을 낸 계란 흰자 1개와 파르메산 치즈, 잔멸치, 시금치 적당량을 코코트(도자기로 만든 소형 내열 냄비)에 넣고 물을 자작하게 부은 냄비나 프라이팬에 넣는다. 뚜껑을 닫고 끓여서 부풀어 오르면 완성.

술을 마음껏 마시면서
날씬해지기란 무리일까?

Q 퇴근 후 동료들과 한잔, 그리고 이어지는 2차, 3차 술자리가 정말 즐겁다. 물론 적당한 안주를 만들어 집에서 마시는 혼술도 빼놓을 수 없는 인생의 낙이다.
그래서인지 아침과 점심은 가볍게 먹고, 술자리에서 안주도 조금밖에 먹지 않는데도 살이 전혀 빠지지 않는다……

A 술만 마셔도 살이 찌기 쉬운데, 고칼로리에 짜고 매운 안주까지 먹으면 2배로 위험하다.
낫토코지(納豆麴, 낫토와 쌀누룩을 함께 발효시킨 것)를 넣은 담백한 안주라면 술과도 잘 어울리고 간 기능을 도와준다.

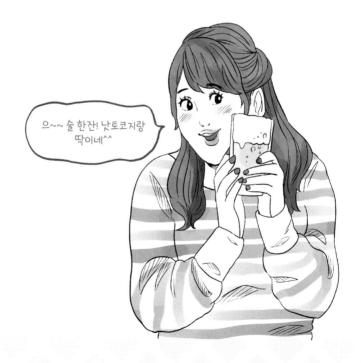

으~~ 술 한잔! 낫토코지랑 딱이네^^

간의 알코올대사를 도와주는
낫토코지를 먹자

날씬해지고 싶으면 술을 끊는 것이 가장 좋다. 하지만 애주가들에게는 지나치게
무리한 요구일 수 있다. 그렇다면 살이 덜 찌고 알코올대사를 돕는 안주를 고르자.
알코올이 분해될 때는 지방이 필요하기 때문에 본능적으로 기름진 안주에 손이 가
게 된다. 하지만 꾹 참고 담백한 맛이 나는 안주를 선택해야 한다. 이럴 때 딱 맞는
안주가 낫토코지이다. 낫토코지는 저칼로리에 양질의 단백질을 섭취할 수 있고,
쌀누룩의 감칠맛이 술과 잘 어울린다. 그대로 먹어도 좋고 야채 등과 함께 먹어도
좋다.
물론 탄수화물이 포함되지 않은 알코올을 선택하는 것이 핵심이다.

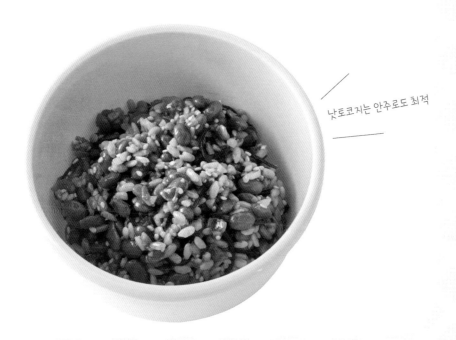

낫토코지는 안주로도 최적

상비해두면 다양한 요리에 활용

기본 낫토코지
만들기

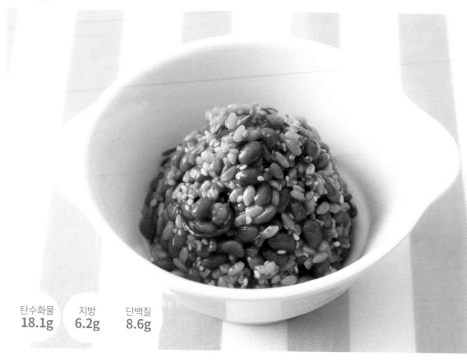

탄수화물
18.1g

지방
6.2g

단백질
8.6g

 재료   만들기 편한 분량

낫토 … 6팩(300g 정도)
쌀누룩 … 200g
간장 … 100㎖
청주 … 100㎖
염장 다시마 … 20g
참깨 … 20g

 조리법

1 냄비에 간장과 술을 넣어 30초 정도 부글부글 끓인다.

2 쌀누룩을 손으로 부슬부슬하게 부숴서 그릇에 넣고 낫토, 염장 다시마, 참깨를 섞는다.

3 1번이 피부에 닿아도 괜찮을 정도로 식으면 2번과 잘 섞는다.

4 상온에서 하루 재우고(여름철 더운 날이라면 반나절 정도) 쌀누룩이 잘 익어서 부드러워지면 냉장실에 보관한다.

5 냉장실에서 한 달가량 보존이 가능하다.

※ 기본 낫토코지는 밥에 얹어 먹거나 그대로 먹어도 좋다.

부족하기 쉬운 영양을 보충해주는 안주

낫토코지
오믈렛

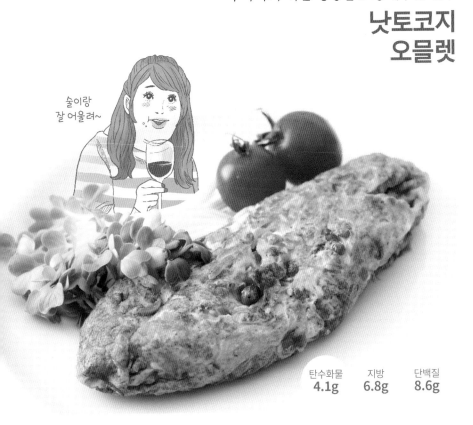

숯이랑
잘 어울려~

탄수화물	지방	단백질
4.1g	6.8g	8.6g

 재료　　　　2인분

낫토코지 … 2큰술
계란 … 2개

🍲 조리법

1 그릇에 계란을 풀고 낫토코지를 잘 섞는다.
2 우지(재료 외)를 두른 프라이팬에 1번을 넣어 오믈렛을
　만든다.

 DIET POINT　다른 재료를 넣지 않아도 영양 만점인 오믈렛이 된다. 오믈렛을 만들 때 작은 프라
이팬을 쓰면 편하다.

술 종류에 어울리는 내용물을 넣는다

낫토코지
양상추말이

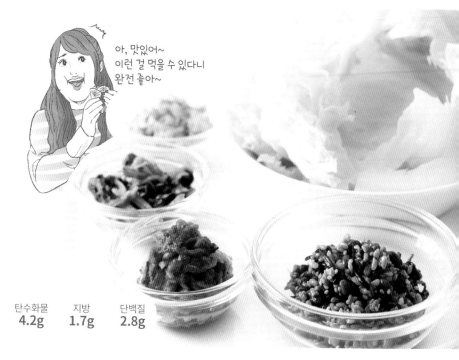

아, 맛있어~
이런 걸 먹을 수 있다니
완전 좋아~

탄수화물	지방	단백질
4.2g	**1.7g**	**2.8g**

🥛 재료　　　　2인분

낫토코지 … 먹고 싶은 만큼
양상추 … 먹고 싶은 만큼
속재료 … 적당량

※ 김치, 프로세스치즈(가공
　치즈), 참치, 당근(스틱), 회,
　밥 등 취향대로

 조리법

1 속재료를 먹기 좋은 크기로 자른다.
2 양상추에 낫토코지와 속재료를 취향대로 넣고 돌돌 만다.

DIET POINT　데마키즈시(먹고 싶은 음식을 취향대로 초밥과 함께 김에 말아서 먹는 초밥)처럼 어떤 걸
넣어 먹느냐에 따라 종류가 늘어날 것 같다. 손님 접대에도 아주 유용하다.

술을 마신 후 낫토코지 밥을 먹어라

낫토코지
볶음밥

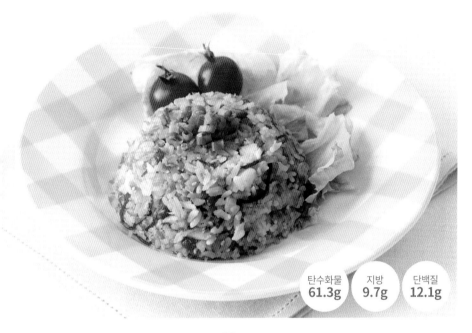

탄수화물
61.3g

지방
9.7g

단백질
12.1g

🧺 재료　　　2인분

밥 ⋯ 200g
계란(있으면) ⋯ 1개
낫토코지 ⋯ 4큰술
쪽파 ⋯ 취향대로
침기름 ⋯ 약간

🍲 조리법

1 계란을 풀어서 밥과 섞어둔다.

2 프라이팬에 우지(재료 외)를 두르고 달궈지면 1번을 넣고 볶는다.

3 꼬들꼬들하게 볶아지면 낫토코지를 넣고 잽싸게 볶는다. 너무 오래 볶지 말고 전체가 고루 섞이면 불을 끈다.

4 **침기름을 약간 떨어트려** 한 번 더 섞은 후에 접시에 담고 쪽파를 뿌린다.

DIET
POINT

낫토코지의 풍미와 함께 우지를 써서 볶음밥의 맛이 더 좋아진다. 술을 마신 후 먹는다면 밥의 양을 조절해야 한다.

식사뿐 아니라 안주로도 활용하자

낫토코지
볶음 쌀국수

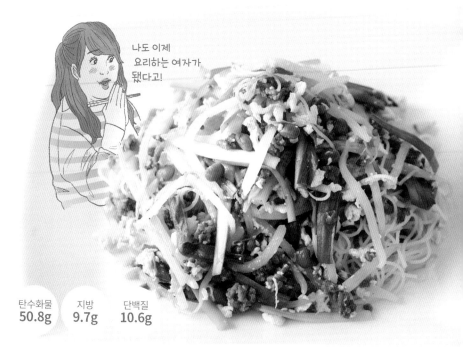

나도 이제
요리하는 여자가
됐다고!

탄수화물	지방	단백질
50.8g	9.7g	10.6g

 재료　　　　2인분

볶음 쌀국수 … 130g 정도
낫토코지 … 3큰술
콩나물 … 1/2봉지
부추 … 1/2단
계란 … 1개
남플라소스 … 1/2큰술
간장 … 1작은술

 조리법

1 부추는 3~4㎝ 길이로 자른다. 계란은 잘 풀어둔다.

2 프라이팬에 우지(재료 외)를 두르고 볶음 쌀국수 위에 콩
   나물과 계란물을 얹고 뚜껑을 덮고 가열한다.

3 잘 익으면 부추를 얹고 뚜껑을 덮고 30초 정도 익힌다.

4 남플라소스와 간장을 넣고 함께 볶다가 불을 끄고 낫토
   코지를 섞는다.

두부에 올려 먹어도 맛있다

낫토코지
고기 미소된장

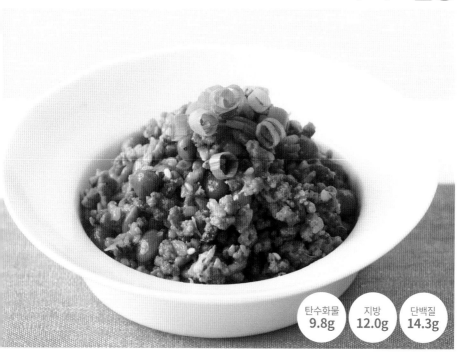

탄수화물	지방	단백질
9.8g	12.0g	14.3g

재료　　　　2인분

낫토코지 … 100g
돼지고기 간 것 … 100g
마늘 … 1/2쪽
생강 … 1/2쪽
미소된장 … 1/2작은술
맛술 … 1/2작은술

조리법

1 마늘과 생강은 잘게 다지고 돼지고기 간 것과 섞어서 프라이팬에서 볶는다.

2 미소된장과 맛술로 간을 한다.

3 불을 끄고 낫토코지와 섞는다.

DIET POINT

낫토코지는 소보로(생선이나 닭고기, 새우 등을 으깨고 양념해서 볶은 것)처럼 쓸 수도 있다. 그릇에 두부, 토마토, 고기 미소된장 낫토코지를 넣고 치즈를 올려서 구우면 미트소스 도리아가 된다. 식혀서 중국요리나 자장면에 써도 좋다.

편의점 도시락이 싸고 맛있어서
끊을 수가 없어!

Q 편의점 등 시중에서 파는 도시락은 가격이 싸고 종류도 다양하고 맛도 좋다. 그래서 내용물을 확인하지도 않고 무의식중에 흰밥과 고칼로리 반찬이 가득한 도시락을 사게 된다. 요즘은 체중계에 올라가기가 무섭다……

A 대체로 맛이 자극적인 시중의 도시락은 탄수화물과 지방이 과다하게 들어가게 된다. 반면, 탄수화물과 지방을 분해하는 데 필요한 미네랄이 적게 들어 있다. 살이 찌는 게 걱정된다면 단백질 2 : 탄수화물 1 : 야채 1의 황금 비율로 된 도시락을 찾아서 먹도록 노력하자.

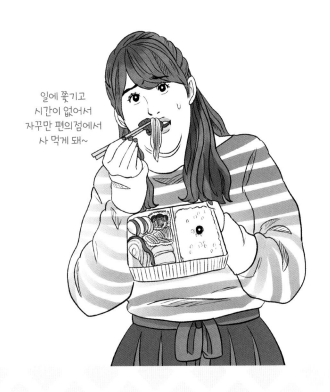

일에 쫓기고
시간이 없어서
자꾸만 편의점에서
사 먹게 돼~

황금 비율의 '모둠 도시락'으로
미각을 정상으로 만든다

시중에서 파는 가공식품은 고칼로리에다 첨가물이 잔뜩 들어 있어 다이어트에는 상극이라고 할 수 있다. 자극적인 맛이 미각을 망가뜨릴 뿐만 아니라 몸의 대사도 저하시킨다. 그렇다고 식당의 외식으로 제대로 영양을 섭취하려고 하면 돈이 많이 든다.

우리 몸에 필요한 영양을 균형 있게 섭취하고 싶다면 다이어트의 황금 비율인 단백질 2 : 탄수화물 1 : 야채 1의 모둠 도시락을 추천한다. 밥의 양을 줄이고 고기와 생선을 더 많이 섭취해도 괜찮다.

야채는 브로콜리와 방울토마토를 도시락 사이사이에 채워 넣는 정도만 되면 별문제가 없다. 고기반찬을 따로 만들어두었다가, 야채 중심의 도시락을 사서 함께 먹어도 된다.

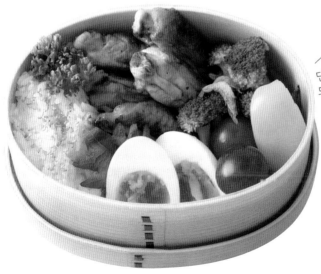

단백질이 듬뿍 들어 있는
모둠 도시락

맛이 진하고 식어도 맛있다

닭날개
양념 구이

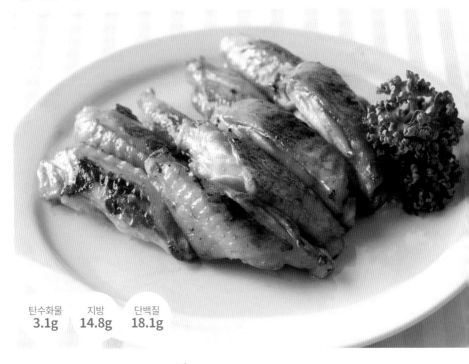

탄수화물   지방   단백질
3.1g   **14.8g**   **18.1g**

재료   2인분

닭날개 … 10개(약 200g)
소금, 후추 … 적당량
우스터소스 … 1큰술
맛술 … 1/2큰술
참깨 … 1/2작은술
청주 … 적당량

 ## 조리법

1   프라이팬에 우지(재료 외)를 두르고 달군 다음 소금과 후
추를 뿌린 닭날개를 굽는다. 표면에 눌은 자국이 생기면
청주를 붓고 뚜껑을 덮고 익힌다.

2   잘 익으면 우스터소스와 맛술을 넣고 잘 섞는다.

3   마지막으로 참깨를 뿌린다.

DIET
POINT

닭날개는 먹는 데 시간이 걸려서 식사 시간이 길어지는 효과가 있다. 야채는 냉동
브로콜리를 넣어도 충분하다.

도시락으로 생선을 맛있게 먹는다

가다랑어
간장 구이

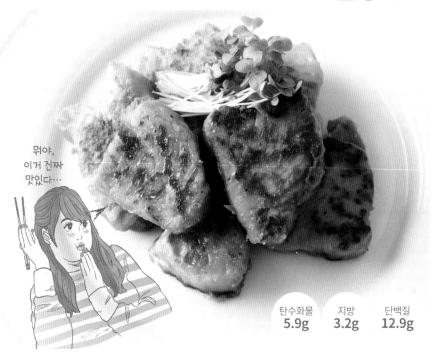

뭐야,
이거 진짜
맛있다···

탄수화물	지방	단백질
5.9g	3.2g	12.9g

재료   2인분

가다랑어회 ··· 6조각(100g)
생강 ··· 1/2쪽
간장 ··· 1큰술
맛술 ··· 1큰술
녹말가루 ··· 적당량

조리법

1 생강을 갈아서 간장, 맛술과 잘 섞는다.

2 가다랑어를 1번에 10분 이상 절인다.

3 녹말가루를 얇게 바르고 우지(재료 외)를 두른 프라이팬
에 양면을 노릇하게 굽는다.

DIET POINT 가다랑어는 고단백 저지방으로 비타민B군이 풍부하다. 등뼈 부위의 검붉은 살에
는 철분이 듬뿍 들어 있다.

마늘과 간장의 조합이 맛의 포인트

닭다리살
마늘 간장 구이

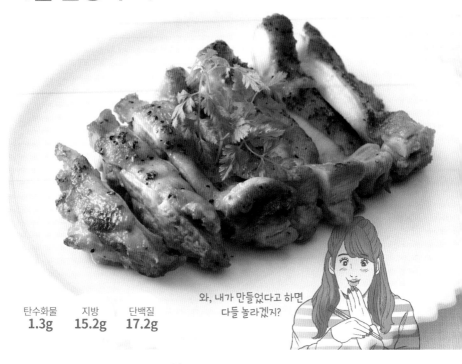

와, 내가 만들었다고 하면
다들 놀라겠지?

탄수화물	지방	단백질
1.3g	**15.2g**	**17.2g**

 재료　　　　2인분

닭다리살 … 1장
소금, 후추 … 약간
청주 … 1큰술

A　마늘 … 1쪽
　　간장 … 1큰술
　　식초 … 1작은술

후추 … 약간

🍲 **조리법**

1 마늘은 갈아서 A와 잘 섞는다.

2 닭다리살에 소금과 후추를 뿌리고, 우지(재료 외)를 두른
　프라이팬에 껍질이 아래로 가게 놓고 센 불에서 굽는다.

3 눌은 자국이 생기면 뒤집고 약~중불로 줄인 후, 청주를
　넣고 뚜껑을 덮어 익힌다.

4 닭고기가 충분히 익으면 A를 넣고 잘 섞는다. 후추를 뿌
　린다.

5 꺼내서 먹기 좋은 크기로 자른다.

충분히 섞은 소스가 맛을 돋운다

돼지고기 양파 로스구이

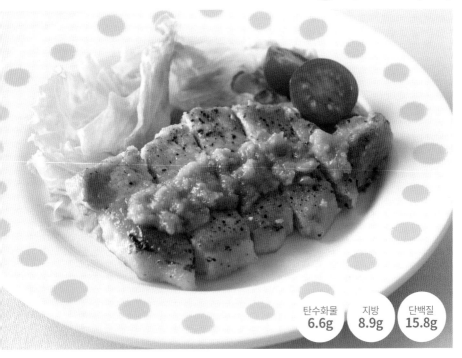

탄수화물	지방	단백질
6.6g	8.9g	15.8g

재료　　　2인분

돼지 등심(커틀릿용) … 2장
소금, 후추 … 약간
녹말가루 … 적당량

A　미소된장 … 1작은술
　　간장 … 1작은술
　　맛술 … 2작은술
　　양파 … 1/4개
　　생강 … 1/2쪽

조리법

1 양파와 생강을 강판에 갈고 A를 섞는다.

2 돼지고기는 힘줄을 제거하고 부엌칼로 가로·세로· 비스듬하게 칼집을 낸다. 소금과 후추를 뿌린 다음 녹말가루를 얇게 묻힌다.

3 프라이팬에 우지(재료 외)를 두르고 돼지고기를 굽는다. 한 면이 다 구워지면 뒤집어서 뚜껑을 덮고 중불에서 2~3분 굽는다. 꺼내서 넉기 좋은 크기로 지른디.

4 A를 프라이팬에 붓고 부글부글 끓으면 불을 끄고 돼지고기와 잘 섞는다.

누가 뭐라 해도
정크푸드는 맛있어!

다이어트 중이라면 정크푸드의 유혹을 견디기가 쉽지 않다. 무심코 정크푸드가 먹고 싶을 때 억지로 참지 말자. 직접 만들어 먹으면 맛과 영양 둘 다 놓치지 않아도 된다.
단백질이 풍부한 딥소스와 함께 먹으면 나초와 칩스의 맛이 더욱 풍부해진다.

아, 왠지 정크푸드 먹고 싶어

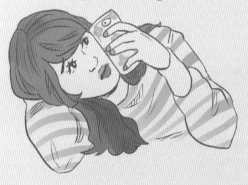

오븐 칩스

재료(2개분)

좋아하는 야채
(감자, 우엉, 당근, 고구마, 연근 등)

조리법

1 야채를 잘게 썰고(고구마, 감자, 연근, 우엉은 물에 살짝 씻는다) 키친타월로 물기를 완전히 제거한다.
2 160도로 예열한 오븐에 감자, 고구마, 우엉, 연근은 30분, 당근 등 수분이 많은 야채는 40분가량 굽는다.

튀기지 않은 치킨 너깃

재료(20~25개분)

닭다리살 … 1장
(혹은 닭가슴살 1개+참기름 1작은술)

실크 파우더를 섞은 낫토 … 100g
다진 마늘 … 3큰술
소금 … 1/4작은술
우지 … 적당량

조리법

1 닭고기는 믹서나 핸드블렌더로 갈거나 저며서 쓴다.
2 우지 외의 재료를 모두 섞는다.
3 프라이팬에 우지를 두르고 2번 반죽을 적당한 크기로 빚어서 올린다. 한쪽 면이 노릇노릇하게 구워지면 뒤집어서 뚜껑을 덮고 더 굽는다.
※ 잔멸치, 가쓰오부시, 참깨, 치즈, 부추, 오트밀 등을 넣거나 케첩 등을 뿌려서 먹어도 좋다.

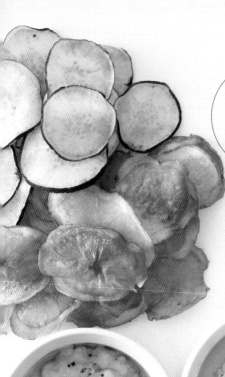

나초에
곁들이는
딥소스

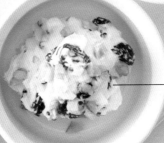

고등어(통조림)
올리브유
마늘, 소금, 후추

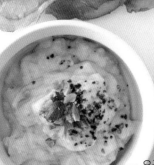

크림치즈
건포도
호두

요구르트
아보카도
견과류
소금, 후추

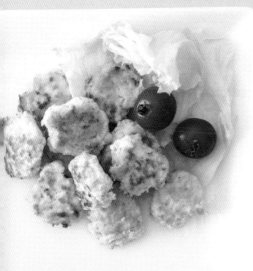

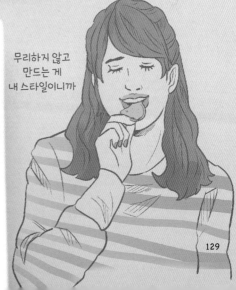

무리하지 않고
만드는 게
내 스타일이니까

129

직접 만드는 전골 요리로
다이어트를 하자!

Q 회사 동료나 친구들을 집으로 초대했을 때 내놓는 대표적인 요리를 꼽으라면 전골을 빼놓을 수 없다. 전골 요리는 어떤 모임에도 잘 어울리기 때문이다. 그런데 재료와 국물 준비가 힘들어 시판용 전골에 의지하는 경우가 많다. 전골 요리를 손쉽게 직접 만들어 손님들에게 대접하고 싶다.

A '시판용 전골'의 성분표를 읽어본 적 있는가? 액상 과당이라는 이름이 제일 먼저 눈에 들어올 것이다. 그런 첨가물이 들어간 '탄수화물 전골 국물'에 건더기를 넣어서 먹는 것이다. 전골 요리는 종류도 맛도 다양해 얼마든지 직접 만들 수 있다.

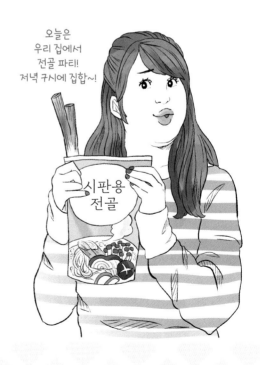

무첨가물로 직접 만든
'전골 국물'이 핵심

실제 전골 요리는 다이어트에 안성맞춤인 메뉴로 인기가 높다. 기름기가 적고 단백질, 비타민, 마그네슘, 식이섬유 등을 균형 있게 섭취할 수 있으며 조리도 간단하다.

단, 더 편하게 만들고 싶어서 '시판용 전골 국물'로 요리하는 것은 금물이다.

시판용은 낮은 비용으로도 맛을 내고 오래 보존하기 위해 과당을 비롯한 인공감미료가 잔뜩 들어 있다. 때문에 그 맛에 익숙해지면 미각이 망가져서 자극적이고 살찌는 음식만 찾게 된다.

직접 만들어도 다양한 맛을 즐길 수 있으니 한번 도전해보자.

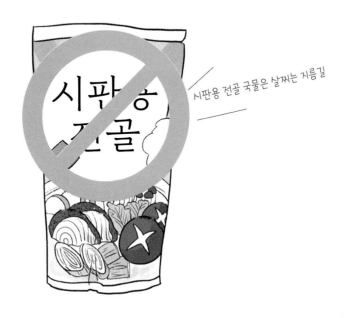

시판용 전골 국물은 살찌는 지름길

담백하고 세련된 맛으로 인기 최고!

무 레몬 전골

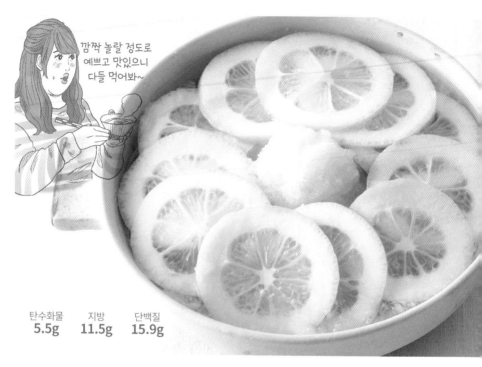

깜짝 놀랄 정도로
예쁘고 맛있으니
다들 먹어봐~

탄수화물	지방	단백질
5.5g	**11.5g**	**15.9g**

재료 　　　　2인분

무 … 1/4개
무청 혹은 소송채 … 50g
돼지고기 … 150g
(샤브샤브용)

국물　물 … 200㎖
　　　청주 … 200㎖
　　　다시마 … 5×5㎝
　　　레몬 … 1/2개

소스　간장 … 2큰술
　　　식초 … 1.5큰술
　　　(혹은 레몬즙)
　　　벌꿀 … 1작은술

조리법

1 무를 강판이나 믹서, 핸드블렌더로 간다. 무청 혹은 소송 채는 3㎝ 정도의 길이로 자른다. 레몬은 둥글게 썬다.

2 물과 청주를 냄비에 붓고 다시마를 4등분해서 넣은 후 약~중불에서 끓인다.

※ 다시마를 작게 잘라서 넣으면 국물이 진해질 뿐 아니라 다시마를 버리지 않고 먹을 수 있다.

3 물이 끓으면 무청 혹은 소송채를 넣는다. 다시 물이 끓을 락 말락 하면 돼지고기를 펼쳐서 넣고 충분히 익힌다.

4 소금(1/4작은술 정도)을 넣고 잘 섞는다. 간 무를 통째로 넣고 레몬을 올려 장식한다.

5 소스를 찍어 먹는다.

여성들이 좋아하는 부드럽고 고소한 맛

참깨 두유 전골

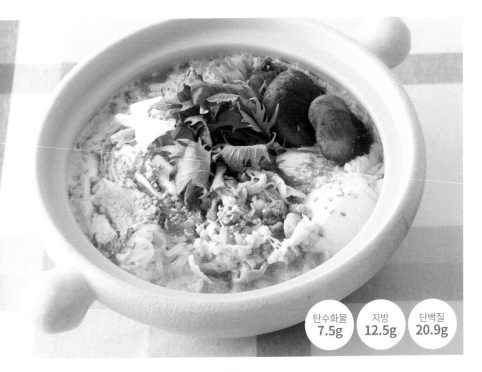

탄수화물	지방	단백질
7.5g	12.5g	20.9g

 재료　　　　2인분

불고기용 돼지고기 ··· 150g
녹말가루 ··· 1작은술
청주 ··· 1작은술
배추 ··· 1/16통
곤약 ··· 50g
표고버섯 ··· 2개
경수채 ··· 1/2단
연두부 ··· 50g
국물　물 ··· 200mℓ
　　　다시마 ··· 5×15cm

A　두유 ··· 100mℓ
　　미소된장 ··· 1.5큰술
　　참깨 페이스트 ··· 1/2큰술
　　(또는 으깬 참깨)
　　가쓰오부시 ··· 1g
　　생강 ··· 1/2쪽

조리법

1 돼지고기에 녹말가루와 청주와 소금 1꼬집(재료 외)을 뿌리고 잘 주무른다. 배추는 큼직하게 자르고 곤약은 먹기 좋은 크기로 썰어둔다. 표고버섯은 밑뿌리를 떼고 칼집을 넣고, 경수채는 3~4cm 길이로 썬다. 두부는 1.5cm 폭으로 썰고 다시마는 가위로 2cm 크기로 네모나게 자른다. 생강은 강판에 갈고 A는 잘 섞어둔다.

2 냄비에 물과 다시마(다시마는 미리 담가둬도 좋다), 배추, 표고버섯, 돼지고기 순서로 겹쳐서 넣고 뚜껑을 덮고 끓인다. 돼지고기가 충분히 익으면 곤약, 두부, A를 넣는다.

3 너무 오래 끓이지 말고 따뜻해질 때까지만 끓인다. 마지막에 경수채를 넣고 뚜껑을 덮은 후 1분간 더 끓인다.

여자에게 인기 있는 이탈리아식 전골 요리

토마토 치즈 전골

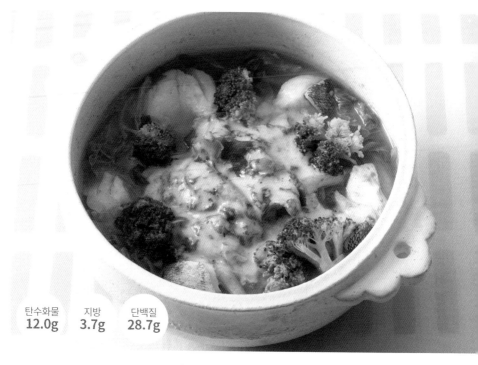

탄수화물	지방	단백질
12.0g	3.7g	28.7g

 재료　　　　2인분

대구(흰 살 생선) ··· 2토막
오징어 또는 새우 ··· 50g
배추 ··· 1/8통
양파 ··· 1/4개
백만송이버섯 ··· 100g
브로콜리 ··· 1/8송이
슈레드치즈 ··· 적당량
토마토통조림(홀) ··· 1캔
마늘 ··· 1쪽

A　물 ··· 300㎖
　　맛술 ··· 2작은술
　　소금 ··· 1/2작은술
　　후추 ··· 약간

조리법

1　배추는 큼직하게 자르고 양파는 얇게 썬다. 백만송이버섯은 밑뿌리를 떼고 찢어둔다. 브로콜리는 먹기 좋은 크기로 자르고 마늘은 얇게 썬다.

2　냄비에 토마토통조림의 토마토를 으깨서 넣는다. 마늘과 A를 넣고 부글부글 끓인다.

3　브로콜리 외의 재료를 전부 넣고 끓인다. 물이 끓으면 약불로 줄이고 뚜껑을 덮고 10분 정도 푹 끓인다.

4　브로콜리를 넣고 뚜껑을 덮은 후 1분 정도 더 끓인다. 마지막으로 치즈를 뿌린다.

흔하고 평범한 전골에 질린 사람에게 추천!

에스닉 카레 전골

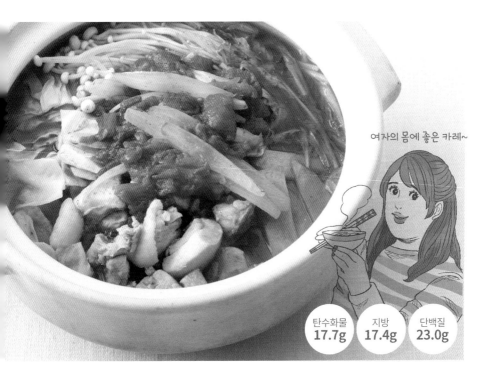

여자의 몸에 좋은 카레~

탄수화물	지방	단백질
17.7g	17.4g	23.0g

 재료　　　2인분

닭다리살 … 1장
양파 … 1/4개
마늘 … 1쪽
양배추 … 1/8개
당근 … 1/4개
팽이버섯 … 1/2팩(100g)
토마토통조림(홀) … 1캔
경수채 … 1/2단
청주 … 50㎖
카레 가루 … 2큰술

A　물 … 400㎖
　　남플라소스·간장·맛술
　　… 각 1큰술

조리법

1 닭고기는 한입 크기로 썰고, 양파는 채 썰고, 마늘은 잘게 다진다. 양배추는 큼직하게 썰고, 당근은 채 치듯 얇게 썰고, 팽이버섯은 밑뿌리를 떼어낸다.

2 냄비에 우지(재료 외)를 두르고 양파와 마늘을 볶는다. 색이 변하면 카레 가루를 넣고 전체적으로 맛이 배게 한다.

3 토마토통조림의 토마토를 으깨서 넣고 청주를 붓는다.

4 바짝 졸면 닭고기를 넣고 이리저리 섞으면서 볶는다. 양배추, 당근, 팽이버섯과 A를 넣고 익힌다.

5 다시 끓어오르면 불을 약하게 줄이고 닭고기가 충분히 익을 때까지 뚜껑을 덮고 익힌다. 소금(재료 외)으로 맛을 조절한다. 경수채를 넣고 뚜껑을 덮어 살짝 익힌다.

한정된 재료지만 만족도는 UP!

매운 탄탄 전골

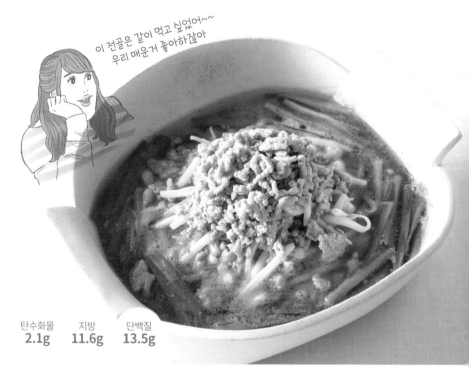

이 전골은 같이 먹고 싶었어~~
우리 매운거 좋아하잖아

탄수화물	지방	단백질
2.1g	**11.6g**	**13.5g**

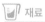 재료　　　　　　2인분

저민 고기(다진 것) … 150g
콩나물 … 1봉지
부추 … 1/2단
생강 … 1쪽
마늘 … 1쪽

A　물 … 300㎖
　　청주 … 1큰술
　　두반장 … 1작은술
　　미소된장 … 1큰술
　　참깨 페이스트
　　… 1/2큰술
　　간장 … 1/2큰술
　　식초 … 1작은술

🍲 조리법

1 부추는 4~5cm 길이로 자른다. 생강과 마늘은 잘게 다진다.

2 냄비를 달구고 저민 고기, 생강, 마늘을 볶는다.

3 고기가 충분히 익으면 A를 넣는다.

4 콩나물과 부추를 올린 후 뚜껑을 덮고 1~2분 더 익힌다.

뜨끈뜨끈 김치 전골

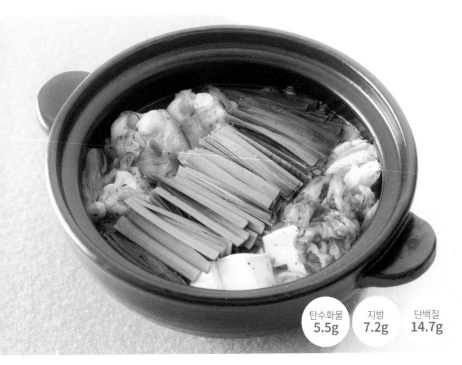

탄수화물	지방	단백질
5.5g	7.2g	14.7g

 재료　　　　2인분

닭봉 … 6개
두부 … 50g
파 … 1/2대
부추 … 1/2단
마늘 … 1쪽
생상 … 1쪽
김치 … 75g
바지락통조림 … 1캔
물 … 300㎖
참기름 … 1작은술
간장 … 적당량

A　미소된장 … 1큰술
　　으깬 참깨 … 1/2큰술

조리법

1 냄비에 참기름을 두르고 닭고기 표면이 노릇해지게 굽는다. 마늘과 생강을 잘게 다져 넣고 더 볶는다.

2 향이 나기 시작하면 물과 바지락(국물째)을 넣는다. 물이 끓으면 불을 약하게 줄이고 뚜껑을 덮고 10분 정도 더 끓인다.

3 두부는 가로로 양분한 후 세로로 1㎝씩 썬다. 파는 1㎝ 크기로 어슷하게 썰고 부추는 5㎝ 길이로 썬다.

4 2번에 김치 절반 분량과 두부, 파를 넣고 5분간 끓인다.

5 남은 김치와 부추, A를 냄비에 넣고 한 번 더 부글부글 끓인다. 간장으로 간하고 마무리로 시치미(재료 외)를 취향대로 뿌린다.

해외 스타들의 식생활을 따라 하면 살이 빠질까?

~~~~~~~~~~~~~~~~~~~~~~~~~~~~~~~~~~~~~

Q 날씬하고 멋진 스타일을 자랑하는 해외 스타들을 부러워한 적이 한두 번이 아니다. 그들은 어떻게 저런 몸매를 유지할 수 있을까? 그래서 그들처럼 식 생활을 즐기려고 '먹고 싶은 음식을 먹고 싶을 때 먹는' 식생활로 바꿨다. 그 래놀라(Granola)는 별로라고 해서 오트밀을 먹기로 했다. 그런데 오트밀이 왠지 새 모이 같아서 먹을 때 기분이 영 별로인 데다 먹기가 불편하다.

A 오트밀을 그대로 먹는 것이 고역이라는 사람이 의외로 많다. 그렇다면 잠들 기 전에 불려둔 오버나이트 오트밀에 단맛을 첨가하면 얼마든지 맛있게 먹 을 수 있다.

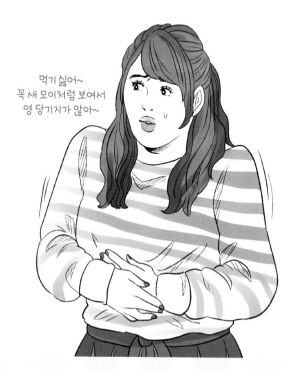

먹기 싫어~
꼭 새 모이처럼 보여서
영 당기지가 않아~

냉장고에 하룻밤 재워둔
여성 취향의 세련된 아침 식사

수용성 식이섬유를 듬뿍 섭취할 수 있는 오트밀을 잘 활용하면 한 끼 식사로도 충분하다.

서양에서는 다이어트식으로 인기가 있지만 생각보다 맛이 없고, 겉보기에 새 모이 같아서 먹기가 고역스럽다는 사람도 있다.

그런 사람들에게 오버나이트 오트밀을 추천한다. 잠들기 전에 불려놓은 오트밀에 과일과 천연감미료를 넣는 등 방법만 생각하면 얼마든지 맛있게 먹을 수 있다. 밀폐용기에 담아서 불렸다가 아침에 꺼내서 먹기만 하면 되는, 정말 아주 간단한 방법이다.

또 프로틴을 넣어 단백질도 함께 섭취하자.

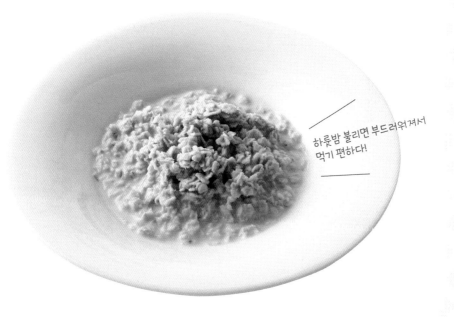

하룻밤 불리면 부드러워져서 먹기 편하다!

말차의 맛과 향을 이용한다!

말차 건포도 오트밀

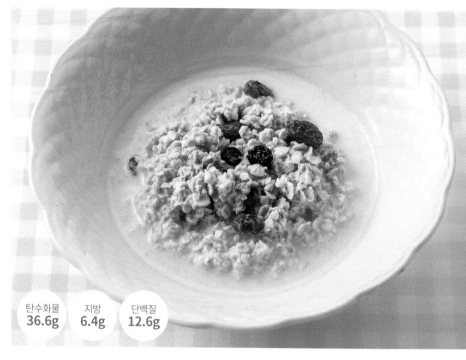

탄수화물	지방	단백질
36.6g	**6.4g**	**12.6g**

🥛 재료　　　　1인분

오트밀 … 40g
말차 프로틴 … 2작은술
우유 … 100㎖
건포도 … 10g

🍲 조리법

1　말차 프로틴, 우유, 오트밀을 섞어서 하룻밤 재워둔다.
2　그 위에 건포도를 올린다.

모리샘의 어드바이스

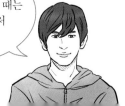

프로틴이 함유된
다이어트 푸드를 먹을 때는
반드시 맛을 보면서
양을 조절한다.

바나나가 맛을 내는 포인트!

두유 바나나 코코아 오트밀

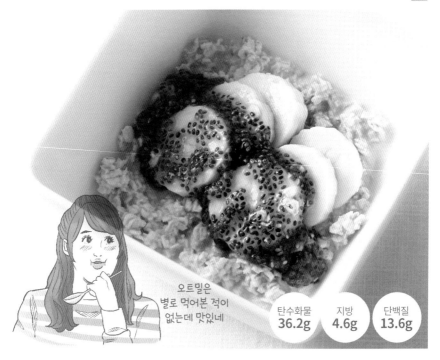

오트밀은 별로 먹어본 적이 없는데 맛있네

탄수화물	지방	단백질
36.2g	4.6g	13.6g

 재료   1인분

오트밀 ··· 40g
코코아 프로틴 ··· 2작은술
무조정 두유 ··· 100㎖
바나나 ··· 1/2개
치아시드··· 1/2작은술

 조리법

1 코코아 프로틴, 두유, 오트밀, 치아시드를 섞어서 하룻밤 둔다.
2 둥글게 썬 바나나를 올린다.

 DIET POINT 단백질의 기본이라고 할 수 있는 훼이(유청단백질)는 흡수성이 뛰어나서 운동 직후 단백질이 필요할 때 적당하다.

달콤한 디저트의 맛을 즐긴다!

콩가루 검은깨 호두 오트밀

어머, 이게 뭐야!
몸에 좋을 것 같아

탄수화물	지방	단백질
35.5g	14.8g	16.4g

 재료　　　1인분

오트밀 … 30g
(검은)콩가루 프로틴 … 2작은술
요구르트 … 150g

※ 수분을 꽤 많이 흡수하니
　걸쭉한 요구르트를 추천한다.

호두 … 2~3알
검은깨 … 1/2작은술
벌꿀 … 적당량

 조리법

1 (검은)콩가루 프로틴과 오트밀을 요구르트에 넣는다.

2 호두는 잘게 부수고 검은깨는 으깬다.

3 오트밀에 호두와 검은깨를 얹고 벌꿀을 뿌린다.

아몬드 계피 오트밀

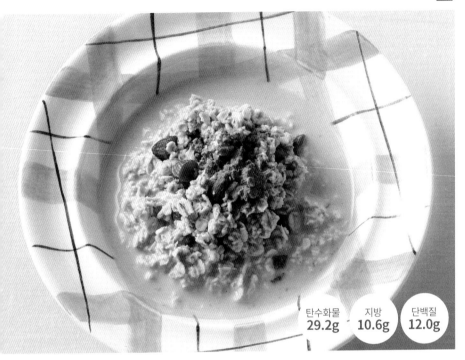

탄수화물	지방	단백질
29.2g	10.6g	12.0g

 재료　　　　　1인분

오트밀 … 40g
카페라테 프로틴 … 2작은술
아몬드밀크 … 100mℓ
아몬드 … 5~7알
계핏기루 … 적당량
메이플시럽 … 적낭량

🍲 조리법

1 카페라테 프로틴, 아몬드밀크, 오트밀을 섞어서 하룻밤
　재운다(끓여도 된다. 5~10분 끓이면 오트밀이 부드러워진다).

2 아몬드를 올리고 계핏가루를 뿌린다.

3 메이플시럽을 취향에 따라 넣어 먹는다.

모리샘의 어드바이스

프로틴을 구입할 때는
단백질 함유량을 체크한다.
한 끼(30g)당 20g 전후의
단백질을 섭취할 수 있는
제품을 골라야 한다.

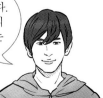

단맛으로 유혹하는
과자를 참을 수 없다!

Q 달달한 과자 없는 생활은 오아시스 없는 사막, 단팥 빠진 찐빵과도 같다. 과자 없이 하루를 넘긴다는 것은 상상하기도 싫다. 잠들기 전에 TV를 보면서 과자 한 봉지로 하루를 깔끔하게 마무리한다.
포테이토칩, 쿠키, 초콜릿을 먹으면서 살을 빼고 싶다. 이게 모순이라는 걸 알지만 그래도 어떻게 안 될까……?

A 과자를 다이어트 친구로 만드는 방법이 없지는 않다. 영양을 채워줄 수 있는 과자를 직접 구워서 먹는 것이다. 단, 간식으로 배를 채우겠다는 생각은 금물이다. 시중에 파는 과자는 다이어트에 백해무익하다는 사실을 명심하자.

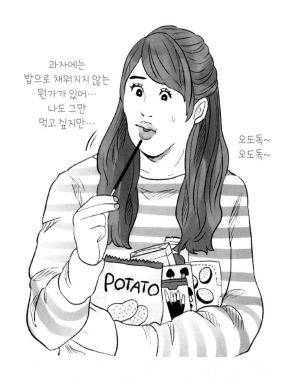

과자에는
밥으로 채워지지 않는
뭔가가 있어…
나도 그만
먹고 싶지만…

오도독~
오도독~

어차피 간식을 먹을 거라면 미용 성분의 프로틴으로!

간식으로 먹는 디저트는 기호식품이다. 과자를 습관적으로 먹다 보면 끊기 힘든 사람이 많다. 다이어트를 시작했다면 미각과 식욕도 정상으로 되돌리는 게 중요하다.

어차피 먹을 거라면 다이어트에 중요한 영양소인 단백질을 균형 있게 섭취하는 기회로 삼자. 단백질에는 대사 활동을 활발하게 하는 근육을 늘리고, 피부와 머리카락도 매끈하게 해주는 성분이 들어 있기 때문이다.

달콤한 간식을 너무 많이 먹어서 식사를 소홀히 하면 주객이 전도되는 꼴이니 너무 많이 먹지 않게 주의해야 한다.

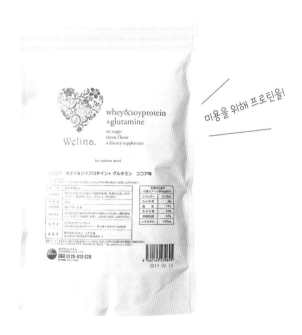

미용을 위해 프로틴을!

프로틴 치즈케이크

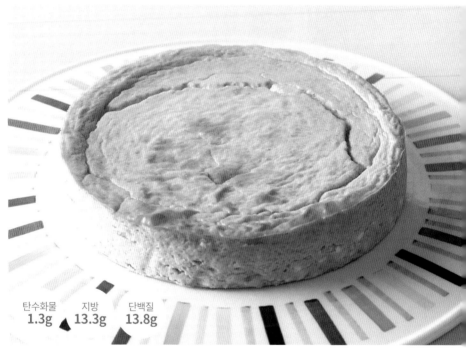

탄수화물
1.3g

지방
13.3g

단백질
13.8g

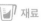 재료　　　　2인분

프로틴 파우더 … 15g
계란 … 1개
요구르트 … 300g
크림치즈 … 300g
설탕 … 20g
(나한과, 코코넛슈가, 첨채당 등
천연감미료)

 조리법

1 모든 재료를 믹서에 넣고 잘 섞은 후, 170도의 오븐에서
　30분간 굽는다.

DIET
POINT
이 책에서는 웨리나의 프로틴을 썼다. 단맛을 내기 위해 칼로리가 제로인 천연감
미료 나한과(羅漢果)의 농축액을 넣었다.

프로틴 바

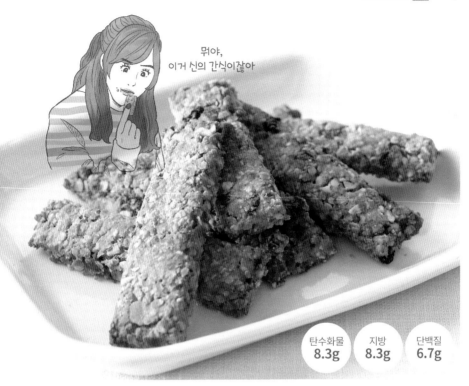

머야,
이거 신의 간식이잖아

탄수화물	지방	단백질
8.3g	8.3g	6.7g

 재료　만들기 편한 분량

프로틴 파우더 … 40g
오트밀 … 60g
계란 … 1개
코코넛오일 … 30㎖
건포도 … 40g
견과류 … 60g

 조리법

1 오트밀과 견과류와 건포도는 잘게 부순다(푸드프로세서를 사용하면 간단).

2 모든 재료를 섞고 오븐팬 위에 유산지를 깔고 약 5mm 두께로 편다. 먹기 좋은 크기로 칼집을 낸다.

3 170도로 예열한 오븐에서 15분간 굽는다.

프로틴 푸딩

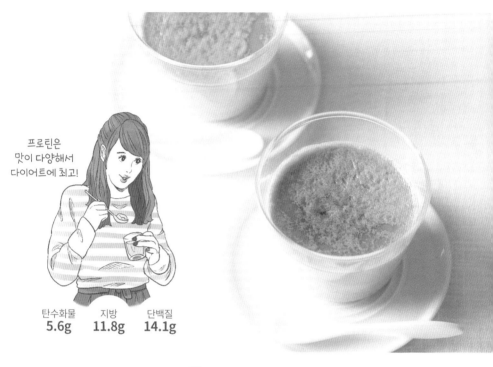

프로틴은
맛이 다양해서
다이어트에 최고!

탄수화물	지방	단백질
5.6g	11.8g	14.1g

 재료   2인분

프로틴 파우더 … 2작은술
계란 노른자 … 2개
계란 … 1개
우유 … 200㎖

🍲 조리법

1　모든 재료를 잘 섞어서 용기에 넣는다.

2　오븐팬에 물을 채우고 160도로 예열한 오븐에 넣은 후
　　30분간 굽는다.

※ 취향에 따라 메이플시럽을 발라도 좋다.

 DIET POINT　흰자와 노른자를 섞은 계란물에 프로틴을 넣고 셰이커로 잘 섞은 후에 옮기면 잘
분리되지 않는다. 뜨거우면 잘 녹지 않으니 차가운 우유에 녹인다.

프로틴 두유 젤리

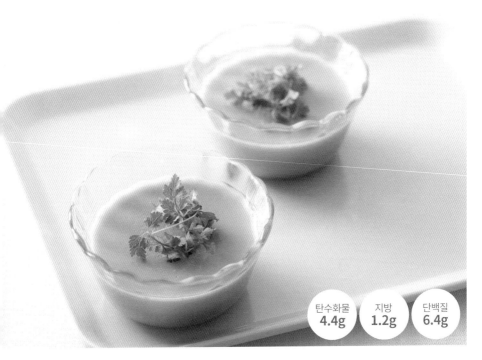

탄수화물	지방	단백질
4.4g	1.2g	6.4g

 재료　만들기 편한 분량

프로틴 파우더 ⋯ 2작은술
두유 ⋯ 100㎖
물 ⋯ 100㎖
분말 젤라틴 ⋯ 3g(1작은술)
메이플시럽 ⋯ 1작은술

 조리법

1　프로틴 파우더와 물을 잘 섞어서 녹인다.

2　두유를 냄비에 넣고 가열해서 온도가 60~70도(끓기 전에 불을 끄거나, 끓였다 조금 식힌다) 정도 되면 젤라틴을 넣어 녹인다.

3　1번과 2번, 메이플시럽을 잘 섞어서 용기에 담고 냉장실로 옮겨 식히며 굳힌다.

단조로운 식생활에
톡 쏘는 자극이 필요하다

Q 다이어트에 실패하는 요인이 무엇일까? 아마도 맛없는 식단을 가장 먼저 꼽을 것이다. 다이어트를 하면서 세끼 식사를 담백한 식단 일변도로 채우다 보면 금세 질린다. 그래서 자극적인 맛과 향의 음식을 찾게 된다.
그렇다면 향신료 맛이 강하게 나는 인도나 태국, 베트남 요리는 다이어트에 어울리지 않을까?

A 식사든 생활이든 단조로워지면 금세 질려서 자극이 필요해지는 것이 당연지사. 그래서 시중에서 파는 자극적인 식당 음식에 손을 대게 된다.
하지만 밖에 나가서 먹는 인도나 태국, 베트남 요리에는 화학조미료가 잔뜩 들어 있다. 이런 음식을 입에 대는 순간 다이어트는 물거품~~~~.

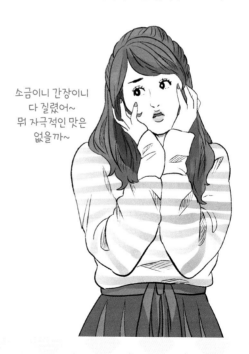

소금이니 간장이니
다 질렸어~
뭐 자극적인 맛은
없을까~

밖에서 먹지 말고 조미료를 써서
집에서 직접 만들어 먹자

식당에서 먹는 인도나 태국, 베트남 요리의 문제는 화학조미료가 너무 많이 들어 있다는 점이다. 미각을 자극하여 식욕을 돋우니 그야말로 다이어트에는 최악이다. 미각이 망가져서 점점 더 자극적인 맛을 원하게 되는 경우가 대부분이다. 식욕을 돋우는 향신료와 조미료는 건강에도 해롭다.

아시아 요리라고 하면 생선을 발효시킨 남플라소스와 굴소스가 대표적이다. 이 소스를 쓰면 인도나 태국, 베트남 요리도 집에서 간단하게 해 먹을 수 있다.

단, 무엇을 먹든 단백질과 식이섬유 위주로 섭취하고, 탄수화물과 지방을 함께 먹어서는 안 된다는 걸 잊지 말자.

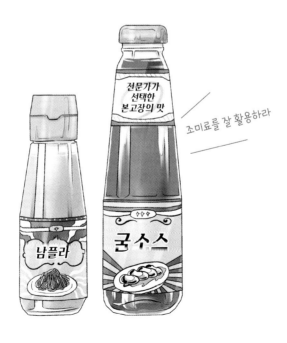

조미료를 잘 활용하라

코코넛오일이 포인트!

완두순
에스닉 치킨 소테

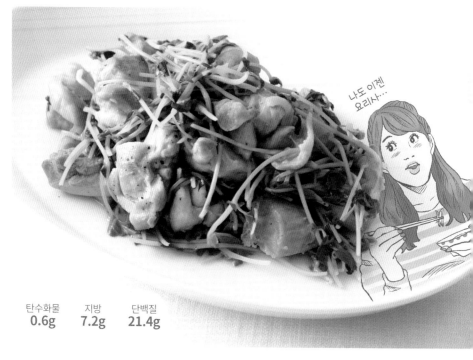

나도 이젠
요리사…

탄수화물	지방	단백질
0.6g	7.2g	21.4g

 재료　　　　2인분

닭다리살(껍질 없음) … 1장
소금, 후추 … 적당량
완두순 … 1팩
코코넛오일 … 1작은술
남플라소스 … 1큰술
소금 … 약간

🍲 조리법

1　닭다리살은 먹기 좋은 크기로 자르고 소금, 후추를 뿌린
　　다. 완두순은 대략 5㎝ 길이로 썬다.

2　프라이팬을 달구고 코코넛오일과 닭고기를 넣어 익힌다.

3　닭고기가 충분히 익으면 완두순과 남플라소스를 넣고
　　살짝 볶는다. 맛을 보고 소금으로 간한다.

모리쌤의 어드바이스

코코넛오일은
너무 오래 가열하면
연기가 나니 주의한다.
우지를 써도 OK.

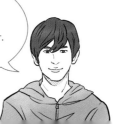

간단하지만 한 끼 식사로 충분
닭고기 부추 수프

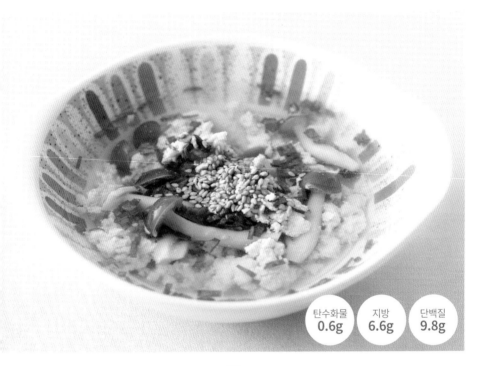

탄수화물	지방	단백질
0.6g	6.6g	9.8g

 재료　　　　2인분

저민 닭고기 ⋯ 100g
부추 ⋯ 1/4단
백만송이버섯 ⋯ 1/4팩
물 ⋯ 400㎖
남플라소스 ⋯ 1큰술
칭주 ⋯ 1/2작은술
참깨 ⋯ 1/2작은술

조리법

1 부추는 잘게 다진다. 백만송이버섯은 밑뿌리를 떼어내
　고 먹기 좋게 찢는다.

2 냄비에 물을 붓고 끓으면 저민 닭고기와 백만송이버섯
　을 넣고 뚜껑을 덮는다.

3 닭고기가 충분히 익으면 부추, 남플라소스, 청주를 넣고
　잘 섞는다.

4 그릇에 담고 참깨를 뿌린다.

야채와 함께 고기도 먹는 샐러드

소고기 고수
에스닉 샐러드

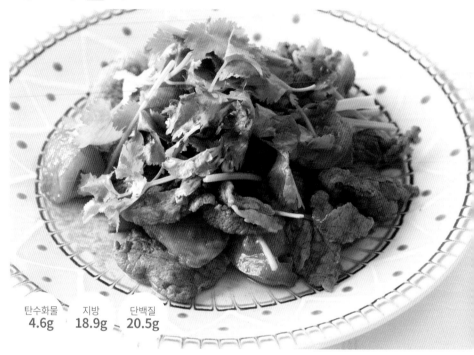

탄수화물	지방	단백질
4.6g	18.9g	20.5g

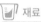 재료　　　　2인분

소고기 살코기 … 200g
(스테이크용 혹은 불고기용)
소금, 후추 … 적당량
토마토 … 1개
고수 … 1단
남플라소스 … 1작은술
레몬즙 … 1작은술

 조리법

1　소고기에 소금과 후추를 넉넉하게 뿌린다. 토마토는 먹기 좋은 크기로 큼직하게 썰고, 고수도 대충 자른다.

2　프라이팬을 달구고 우지(재료 외)를 얇게 두르고 소고기를 자르지 말고 굽는다. 잘 구워지면 꺼내서 먹기 좋은 크기로 자른다.

3　소고기를 꺼낸 뜨거운 프라이팬에 토마토를 굽는다.

4　그릇에 남플라소스와 레몬즙, 고수를 섞고 소고기와 토마토를 넣어서 무친다.

食堂에서 만든 요리보다 건강하다

돼지고기 피망
굴소스 볶음

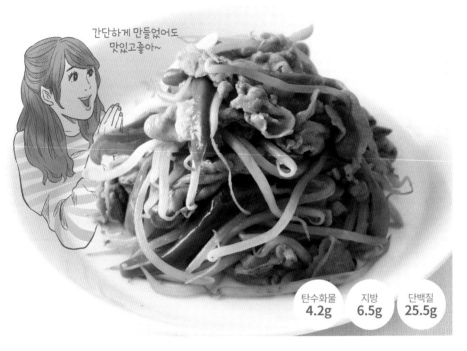

간단하게 만들었어도
맛있고좋아~

탄수화물	지방	단백질
4.2g	6.5g	25.5g

 재료　　　　2인분

불고기용 돼지고기 … 200g
피망 … 3개
콩나물 … 1/2봉지
　　　　　(100~150g)
마늘 … 1쪽
굴소스 … 1큰술
산징 … 1작은술
후추 … 약간

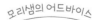 조리법

1　피망은 1~1.5cm 너비로 채를 친다. 마늘은 잘게 다진다.

2　프라이팬에 우지(재료 외)를 두르고 마늘을 볶은 후, 돼지
　　고기를 센 불에서 살짝 볶는다.

3　여기에 콩나물을 넣고 볶다가 충분히 익으면 피망과 굴
　　소스, 간장을 넣고 다시 볶는다.

4　마지막으로 후추를 뿌린다.

모리샘의 어드바이스

굴소스의 주원료는 굴이다.
굴 자체도 고단백 저지방의
식재료이다. 직접 먹어보기를
추천한다.

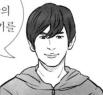

155

걸쭉한 식감에다 맛도 좋다

토마토 계란
굴소스 볶음

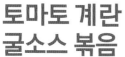

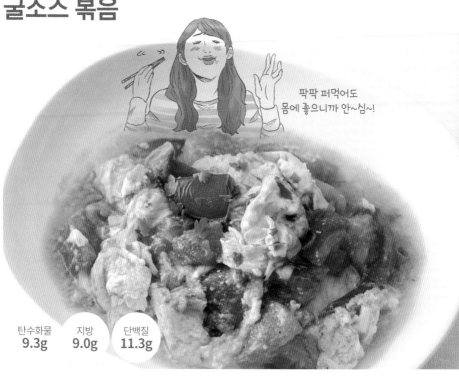

팍팍 퍼먹어도
몸에 좋으니까 안~심~!

탄수화물	지방	단백질
9.3g	9.0g	11.3g

재료   2인분

토마토 … 2개
계란 … 3개
소금 … 2꼬집 정도
굴소스 … 1큰술
후추 … 약간
파슬리 … 취향대로

조리법

1 토마토는 세로로 4등분한 후 가로로 한 번 더 자른다.

2 계란은 잘 풀고 소금을 넣는다.

3 달군 프라이팬에 우지(재료 외)를 얇게 두르고 풀어놓은 계란을 붓는다. 반숙보다 부드러운 정도에서 꺼낸다.

4 프라이팬에서 토마토를 볶다가 껍질이 벗겨지기 시작하면 계란을 넣고 굴소스를 추가한 후 살짝 볶다가 불을 끈다.

5 따뜻할 때 접시에 담고 위에 후추와 파슬리를 뿌린다.

통조림을 이용한 중국식 덮밥

참치 시금치
굴소스 덮밥

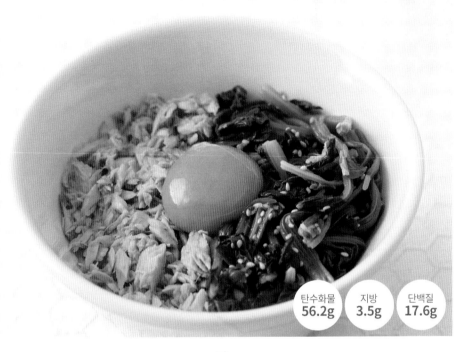

탄수화물	지방	단백질
56.2g	3.5g	17.6g

 재료　　　　2인분

참치통조림 … 2캔
(논오일, 식염 무첨가)
굴소스 … 1큰술
시금치 … 1/2단(100g)
마늘 … 1/3쪽(약간)
참깨 … 1작은술
소금 … 1/4작은술
참기름 … 1/2작은술
밥 … 2공기(200g)

🍚 조리법

1 참치에 굴소스를 넣고 무친다. 시금치는 살짝 데친 다음 4㎝ 길이로 자른다.

2 마늘은 갈아서 참깨, 소금, 참기름과 섞고 1번의 시금치를 합쳐 조물조물 무친다.

3 밥을 담고 참치와 시금치를 보기 좋게 올린다.

모리샘의 어드바이스

소금이 첨가된
참치를 쓰는 경우에는
굴소스 양을 조절한다.

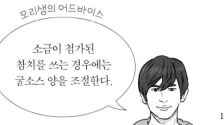

날씬해지는 레시피에 사용하는 3종 보물

우지
참깨 페이스트
가쓰오부시

　우지, 참깨 페이스트, 가쓰오부시는 이 책의 레시피에 자주 등장하는 재료이다. '날씬해지는 레시피'의 3종 보물이자 조리를 간단하게 해주는 편리한 아이템이라고도 할 수 있다.

　평소에 식물성 기름을 써서 음식을 만드는 사람이 많은데, 그러면 불포화지방산인 오메가6가 너무 많이 나온다. 오메가6는 인체의 염증을 촉진하고 대사를 방해하는 작용이 있어서 과도하게 섭취하면 몸에 좋지 않다. 그러니 포화지방산인 우지로 조리하기를 권한다. 몸에 좋을 뿐 아니라 요리에 감칠맛도 더해지니 꼭 사용하기 바란다.

　참깨 페이스트는 감칠맛이 있어서, 요리할 때 넣으면 전문가 수준의 맛을 낼 수 있다. 이 책에도 참깨와 검은깨가 자주 등장하는데, 일일이 볶아서 만들기 힘들거나 시간이 없을 때 참깨 페이스트를 바로 쓸 수 있다. 값이 조금 비싼 것이 흠이지만 보관이 편리해서 오래 쓸 수 있다. 구입할 때 첨가물이나 감미료가 들어가지 않은 것을 고르는 지혜가 필요하다.

　가쓰오부시는 된장국과 전골 등 국물 요리를 할 때 편리한 아이템이

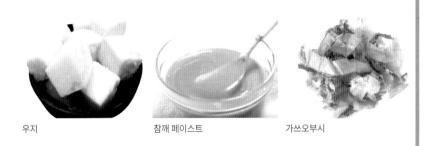

우지   참깨 페이스트   가쓰오부시

다. 다시마와 함께 국물을 우려낼 필요 없이 그대로 넣으면 되기 때문이
다. 맛이 훨씬 더 깔끔해지고 어떤 재료와도 궁합이 좋으니 두루두루 사
용할 수 있다.

　시간을 들인다고 해서 꼭 좋은 요리가 만들어지는 것은 아니다. 편리
한 아이템으로도 간단하게 날씬해지는 레시피를 직접 만들 수 있다.

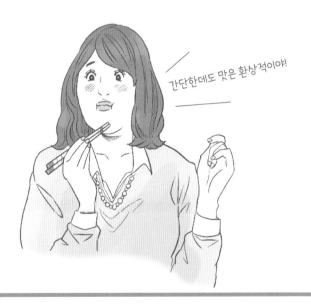

간단한데도 맛은 환상적이야!

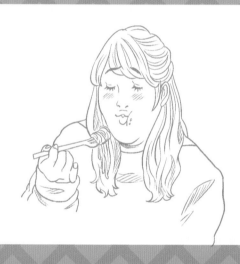

"바빠서 요리할 시간이 없어."
"퇴근하고 돌아오면 바로 저녁을 먹고 싶어."
"아이가 먹을 만한 음식을 미리 만들어놓고 싶어."

그럴 때 편리한 밑반찬으로 만드는 다이어트 레시피를 소개한다.
콩류, 참깨, 고기, 미역 등 해조류, 야채, 생선, 버섯류, 감자 등 뿌리채소류 등
을 활용해 편리하고 간단하게 만들어둘 수 있는 레시피이다.

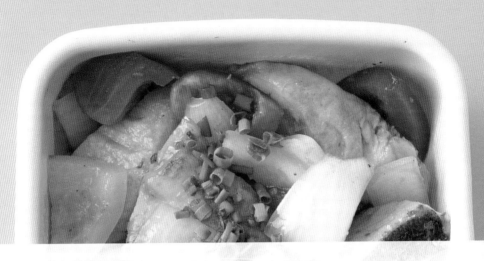

2부

먹으면서 살을 빼는
밑반찬 레시피

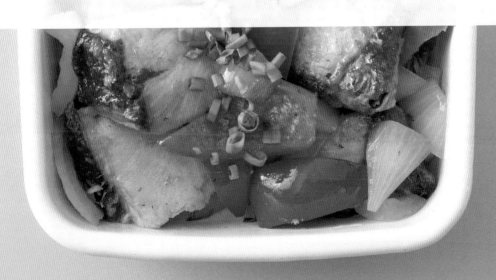

콩 멸치 볶음

콩

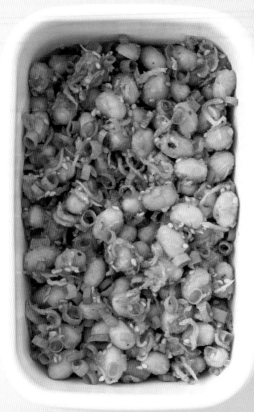

냉장
4일

탄수화물
7.4g

지방
6.1g

단백질
7.7g

 재료 만들기 편한 분량

콩통조림 ··· 150g
녹말가루 ··· 2큰술
잔멸치 ··· 3큰술

A 미소된장 ··· 1/2큰술
   간장 ··· 1/2큰술
   맛술 ··· 1.5큰술
   참깨 ··· 2큰술

쪽파 ··· 적당량

조리법

1 통조림의 콩은 물기를 빼고 씻어서 점액을 없앤다. 키친 타월로 물기를 제거한 다음 녹말가루를 묻힌다.

2 프라이팬에 우지(재료 외)를 두르고 콩과 잔멸치를 넣어 볶는다. 알맞게 익으면 A를 넣고 저으면서 익힌다. 마지막에 쪽파를 뿌린다.

콩 토마토 카레

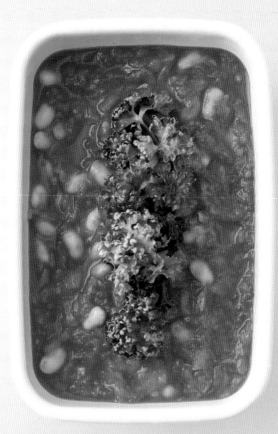

냉장
5일

냉동
3주일

탄수화물
9.8g

지방
5.9g

단백질
8.6g

 재료　　　2~3인분

콩통조림 … 150g
양파 … 1개
마늘 … 1쪽
생강 … 1쪽
토마토통조림(홀) … 1캔
물 … 150㎖
카레 가루 … 1큰술
소금 … 1/2작은술
후추 … 약간

 조리법

1 마늘, 생강, 양파를 잘게 다진다.
2 냄비에 우지(재료 외)를 두르고 마늘과 생강, 양파를 볶는다.
3 양파가 투명해지면 통조림의 토마토를 으깨어 넣고, 물을 붓고 중불에서 10분 정도 졸인다.
4 콩을 넣고 잽싸게 섞는다. 카레 가루, 소금, 후추를 넣고 섞으면서 맛을 조절한다.

병아리콩 참치 샐러드

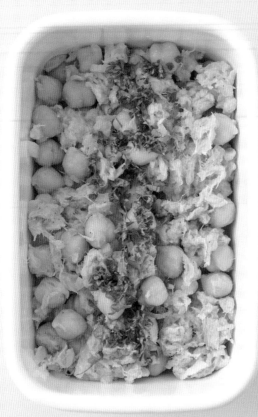

냉장
5일

탄수화물
16.5g

지방
5.7g

단백질
12.8g

 재료   만들기 편한 분량

병아리콩통조림 ⋯ 1캔
(400g가량)

양파 ⋯ 1/4개

참치통조림 ⋯ 1캔
(논오일, 식염 무첨가)

파슬리 ⋯ 2큰술 정도

A   올리브유 ⋯ 1큰술
    레몬즙 ⋯ 3큰술
    소금 ⋯ 1/4작은술
    후추 ⋯ 약간

조리법

1   양파는 잘게 다진다.
2   A는 기름과 수분이 어우러지게 잘 섞는다.
3   참치와 병아리콩은 물기를 빼고 모든 재료를 섞어서 냉
       장고에 넣고 식힌다.

언두부 가파오

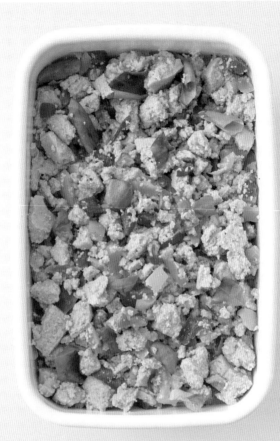

냉장
3일

탄수화물
7.6g

지방
14.2g

단백질
19.4g

 재료　　2인분

언두부 … 3장
마늘 … 1쪽
빨강·노랑 파프리카 … 1/2개씩
고추(있으면) … 1개분
바질 … 10장 정도

A　남플라소스 … 1큰술
　　굴소스 … 1작은술
　　간장 … 1작은술
　　맛술 … 1작은술
　　소금, 후추 … 약간

 조리법

1　A를 섞는다.
2　언두부는 뜨거운 물에 담갔다가 식으면 물기를 빼고(대
　　강만 빼면 된다) 손으로 으깬다. 마늘은 잘게 다지고 파프
　　리카는 굵게 다진다.
3　우지(재료 외)를 두른 프라이팬에 마늘과 고추를 볶다가
　　향이 나면 언두부를 넣고 잽싸게 볶는다.
4　파프리카를 넣고 섞은 후 A를 붓고 더 볶는다. 바질을 찢
　　어 넣는다.

참깨 가쓰오부시 후리카케

참깨

냉장	**7일**
냉동	**3주일**

탄수화물 **0.7g**

지방 **1.3g**

단백질 **2.9g**

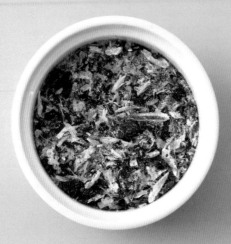

 재료   만들기 편한 분량

검은깨 … 2큰술
(으깬 것도 괜찮다)
가쓰오부시 … 10g
국물용 잔멸치 … 10g
분홍새우 … 10g
구운 김 … 큰 것 1장
건조 미역 … 5g
소금 … 1/4작은술
흑설탕 … 1/3작은술
(없어도 됨)

조리법

1 소금과 흑설탕을 제외한 모든 재료를 믹서나 핸드블렌더로 갈아서 가루로 만든다. 소금과 흑설탕을 넣고 맛을 조절한다.

2 병이나 지퍼백에 넣는다. 건조제를 넣거나 냉동실에 보관해서 마르는 것을 방지한다.

※ 흑설탕은 없어도 되지만 넣으면 맛이 더 조화롭고 깔끔해져서 먹기 편해진다.

※ 나중에 밥 위에 취향대로 뿌려 먹으면 된다.

돼지 샤브샤브 참깨 샐러드

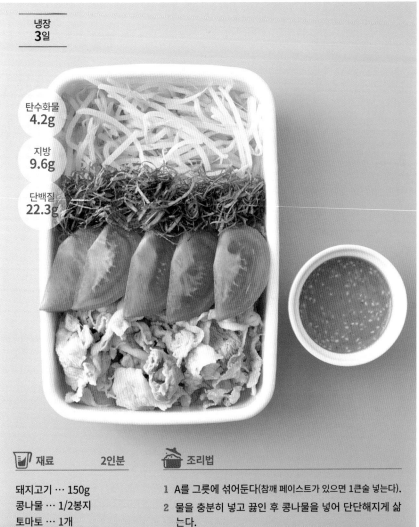

냉장
3일

탄수화물
4.2g

지방
9.6g

단백질
22.3g

🥛 재료　　　2인분

돼지고기 … 150g
콩나물 … 1/2봉지
토마토 … 1개
샤조기 잎 … 4~5장
술 … 1큰술

A　으깬 참깨 … 1큰술
　　간장 … 1큰술
　　식초 … 1/2큰술
　　고춧가루 … 약간
　　참기름 … 1/2작은술

🍲 조리법

1 A를 그릇에 섞어둔다(참깨 페이스트가 있으면 1큰술 넣는다).
2 물을 충분히 넣고 끓인 후 콩나물을 넣어 단단해지게 삶는다.
3 콩나물만 건져내고 남은 물에 술을 넣고 끓인다.
4 불을 끄고 돼지고기를 넓게 펴서 넣고 익힌다(완전히 익지 않으면 물이 끓지 않도록 약불로 줄여서 가열한다).
5 토마토와 차조기 잎은 먹기 좋은 크기로 자르고 A를 부어서 먹는다.

※ 콩나물과 돼지고기는 냉동 보관할 수 있다.

167

닭간 미소된장찜

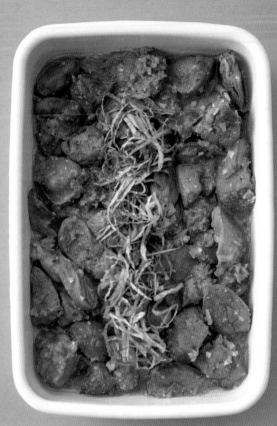

냉장
3일

탄수화물
2.2g

지방
3.4g

단백질
19.8g

 재료　만들기 편한 분량

닭간 … 300~350g
마늘 … 1쪽
생강 … 1쪽
미소된장 … 1.5큰술
술 … 2큰술
간장 … 2작은술
차조기 잎 … 2~3장

조리법

1 간은 한입 크기로 썰어 흐르는 물에 씻은 후, 5분가량 물
　에 담가놓는다.

2 간을 담가놓은 사이에 마늘과 생강을 잘게 다진다. 간을
　건져 물기를 없앤다.

3 냄비에 간과 마늘, 생강, 물에 풀어둔 미소된장, 술, 간장
　을 넣고, 약불에서 물기가 없어질 때까지 찐다.

4 그릇에 담고, 채 친 차조기 잎을 올린다.

닭간 볼로네제

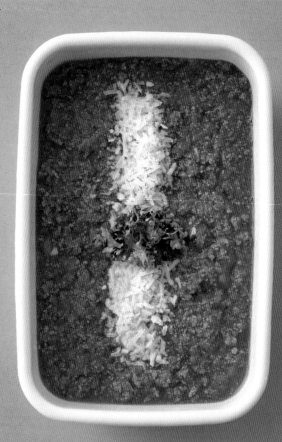

냉장
4일

냉동
3주일

탄수화물
9.4g

지방
6.9g

단백질
22.6g

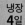 재료   만들기 편한 분량

닭간 ··· 250~300g
마늘 ··· 2쪽
양파 ··· 1/2개
당근 ··· 1개
토마토통조림(홀) ··· 1캔
물 ··· 100㎖
소금 ··· 1/3작은술
후추 ··· 약간
파르메산 치즈 ··· 2큰술

 조리법

1 간은 한입 크기로 썰어 흐르는 물에 씻은 후, 5분가량 물에 담가놓는다.
2 냄비에 물을 넣고 끓인다. 물이 끓으면 간을 살짝 익혀서 식힌다.
3 마늘, 양파, 당근은 살세 나신다. 킨도 잘게 디진다(푸드 프로세서를 써도 된다).
4 프라이팬에 우지(재료 외)를 두르고 열을 가해 충분히 달궈지면 3번의 채소와 간을 넣고 살짝 볶는다.
5 토마토(으깬 것)와 물, 소금, 후추를 넣고 끓인다. 물이 끓으면 약불에서 5분가량 더 끓인다.
6 파르메산 치즈를 넣고 섞은 후 불을 끈다.

새송이버섯 닭염통 마늘 볶음

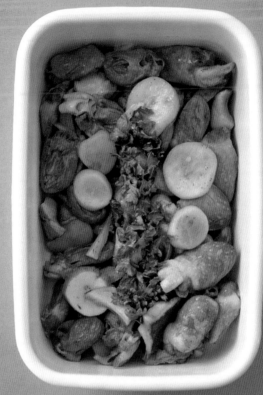

냉장
3일

탄수화물
2.1g

지방
17.7g

단백질
16.3g

재료   만들기 편한 분량

닭염통 … 200g
새송이버섯 … 1팩
마늘 … 2쪽
소금 … 2~3꼬집
간장 … 1/2작은술
후추 … 약간

조리법

1 마늘은 잘게 다진다. 새송이버섯은 둥글게 자른다. 닭염통은 반으로 자른다.

2 프라이팬에 우지(재료 외)를 두르고 염통과 마늘을 볶는다. 염통의 표면이 노릇노릇하게 구워지면 새송이버섯을 넣고 볶는다.

3 다 익으면 소금, 후추, 간장으로 맛을 낸다.

170

중국식 삶은 닭똥집 무침

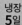

냉장
5일

냉동
2주일

탄수화물
0.6g

지방
3.4g

단백질
18.8g

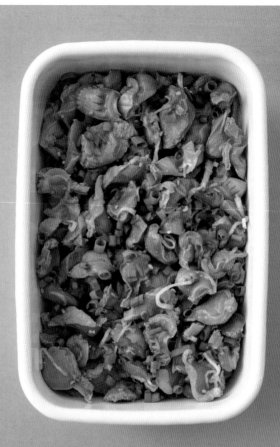

 재료   만들기 편한 분량

닭똥집 … 300~400g
청주 … 1작은술 정도

A   생강 … 1쪽
    간장 … 3큰술
    식초 … 1.5큰술
    침깨 … 1작은술
    참기름 … 1작은술
    후추 … 약간

쪽파 … 충분히

조리법

1 생강은 채 썰고 A는 그릇에 넣고 잘 섞는다. 닭똥집은
   5mm 정도로 얇게 썰어서 청주를 묻혀둔다.

2 냄비에 물을 끓인 다음 닭똥집을 넣고 2분 정도 삶는다.
   소쿠리에 받쳐서 물기를 제거한다.

3 닭똥집이 뜨거울 때 A 그릇에 넣어 무친다.

4 그릇에 담고 쪽파를 듬뿍 뿌린다.

톳 고구마 영양밥

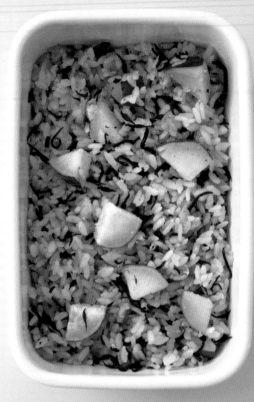

냉장
2일

냉동
3주일

탄수화물
53.8g

지방
0.9g

단백질
4.9g

 재료　　2공기분

쌀 … 2홉

A　간장 … 2큰술
　　맛술 … 2큰술
　　가쓰오부시 … 3g

말린 톳 … 10~15g
고구마 … 작은 것 1개
생강 … 1쪽
물 … 약 300㎖

조리법

1 쌀을 씻어서 물기를 빼둔다(시간이 있으면 30분~2시간 불렸
　다가 물기를 뺀다). 톳은 살살 씻는다. 고구마는 2㎝ 크기
　로 깍둑썰기하고, 생강은 다진다.

2 밥솥에 쌀과 A를 넣는다. 2홉 눈금까지 물을 붓는다.

3 톳과 고구마와 생강을 넓게 펼쳐서 올린다. 취사 버튼을
　눌러 밥을 짓는다.

톳 연근 볶음

냉장
4일

냉동
3주일

탄수화물
14.9g

지방
0.8g

단백질
2.7g

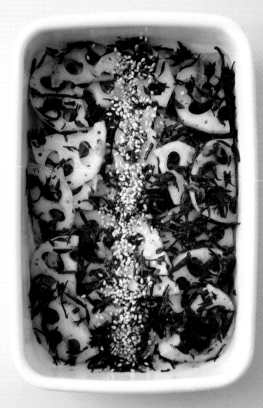

 재료 만들기 편한 분량

말린 톳 … 20g
연근 … 400g
A 매실장아찌 … 1큰술
   간장 … 2작은술
   맛술 … 2작은술
   물 … 1큰술
   참깨 … 1작은술
소금 … 적당량

 조리법

1 톳은 10분 정도 물에 담갔다 꺼낸다. 연근은 3mm 정도
로 썬다. 매실장아찌는 씨를 제거하고 부엌칼로 으깬
다. A는 섞어놓는다.

2 프라이팬에 우지(재료 외)를 두르고 달궈지면 연근을 넣
고 볶는다. 다 익으면 톳과 A를 넣고 볶는다. 물기가 사
라질 때까지 볶고 맛을 보아 소금을 넣는다.

분홍새우 브로콜리 볶음

야채

냉장
3일

탄수화물
0.3g

지방
2.2g

단백질
2.6g

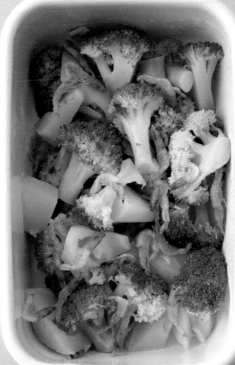

🫙 재료   만들기 편한 분량

브로콜리 … 1송이
물 … 2큰술
소금 … 2꼬집
분홍새우 … 5g

조리법

1 브로콜리는 먹기 좋은 크기로 자른다.

2 프라이팬에 브로콜리, 물, 소금을 넣은 후 뚜껑을 덮고 가열한다. 물이 끓으면 1분 정도 섞으면서 충분히 익힌다.

3 프라이팬에 남은 물은 버린다. 우지(재료 외)를 프라이팬에 두르고 분홍새우를 넣은 후 살짝 볶는다.

참치 브로콜리 샐러드

탄수화물
1.6g

지방
3.0g

단백질
6.9g

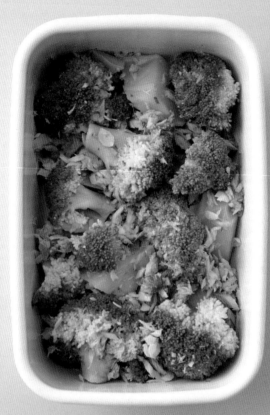

 재료   만들기 편한 분량

브로콜리 … 1송이
물 … 2큰술
소금 … 1꼬집
참치통소림 … 2캔
(논오일, 식염 무첨가)
아몬드 … 10알
간장 … 1큰술
벌꿀 … 1작은술
레몬즙 … 1/2큰술
올리브유 … 1작은술

조리법

1 브로콜리는 먹기 좋은 크기로 자른다. 아몬드는 봉지에 넣어서 으깨거나 부엌칼로 잘게 다진다.

2 프라이팬에 브로콜리, 물, 소금을 넣고 뚜껑을 덮고 가열한다. 물이 끓으면 1분 정도 섞으면서 충분히 익힌다.

3 그릇에 재료를 전부 넣고 잘 섞는다.

고추 완두순 볶음

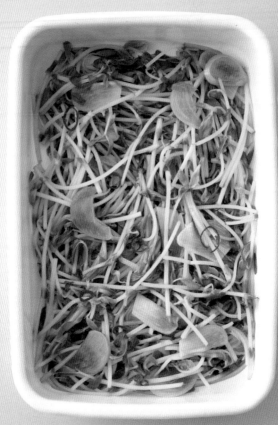

냉장
3일

탄수화물
1.0g

지방
2.2g

단백질
2.0g

 재료   만들기 편한 분량

완두순 … 1팩
마늘 … 1쪽
고추 … 약간
소금 … 1/4작은술 좀 안 되게
후추 … 약간

 조리법

1 완두순은 뿌리를 떼어내고 절반 크기로 자른다. 마늘은
　 저민다.

2 프라이팬에 우지(재료 외)를 두르고 마늘을 약불에서 볶
　 는다.

3 향이 나기 시작하면 둥글게 썬 고추를 넣고 볶은 다음 완
　 두순을 넣는다.

4 소금, 후추를 뿌리고 살짝 볶는다.

시금치 무말랭이 무침

냉장 **4일**
냉동 **3주일**

탄수화물
7.6g

지방
3.3g

단백질
4.3g

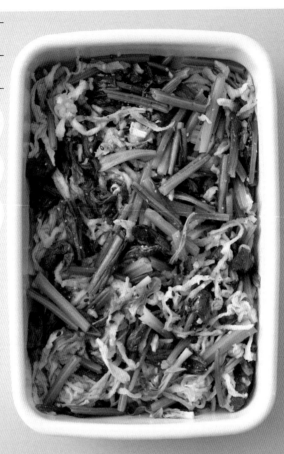

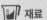 재료 만들기 편한 분량

시금치 … 1단
무말랭이 … 30g
참깨 … 1작은술
가쓰오부시 … 1g

A   미소된장 … 1.5작은술
　　간장 … 1.5큰술
　　벌꿀 … 2큰술
　　참기름 … 1/2작은술
　　시치미 … 적당량

 조리법

1   무말랭이는 흐르는 물에 씻어서 물기를 제거해둔다. 길면 먹기 좋은 길이로 자른다.

2   끓는 물에 소금(분량 외)을 1꼬집 넣고 시금치를 데친다. 색이 변하면 바로 꺼내서 물에 살짝 담갔다 뺀다. 물기를 짜서 펼쳐둔다.

3   시금치를 약 5㎝ 길이로 자른다. 그릇에 잘 섞은 A, 시금치, 무말랭이, 참깨, 가쓰오부시를 넣고 잘 섞는다.

멸치 소송채 무침

야채

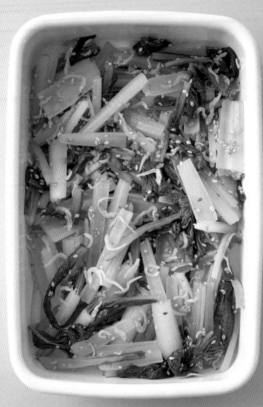

냉장	**4일**
냉동	**3주일**

탄수화물
0.8g

지방
3.4g

단백질
3.3g

 재료 만들기 편한 분량

소송채 … 1봉지
잔멸치 … 2~3큰술
마늘 … 1/2쪽
소금 … 2~3꼬집
참기름 … 1작은술
간장 … 1/2작은술
참깨 … 1큰술

조리법

1 끓는 물에 소금(분량 외)을 넣고 소송채를 데친 후 물기를 제거하고 5㎝ 정도의 길이로 자른다. 마늘은 강판에서 간다.

2 그릇에 소송채, 잔멸치, 간 마늘, 소금, 참기름, 간장, 참깨를 넣고 잘 섞는다. 맛을 보면서 소금 양을 조절한다.

3 냉장실에서 식힌다.

요구르트 당근 샐러드

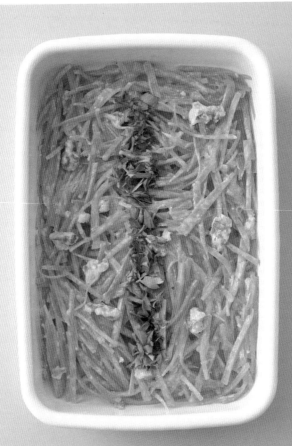

냉장
3일

탄수화물
3.8g

지방
8.8g

단백질
1.5g

 재료　만들기 편한 분량

당근 … 1개
소금 … 2꼬집
호두 … 20g (10쪽 정도)

A　요구르트 … 2큰술
　올리브유 … 2큰술
　포도 식초나 발사믹 식초
　… 2작은술
　소금 … 1꼬집

파슬리 … 약간

 조리법

1 당근은 채 썰어서 소금에 절인다. 물이 나오면 꼭 짠다.
　호두는 잘게 부순다.

2 A를 섞고, 당근과 호두를 넣고 다시 섞는다.

3 파슬리가 있으면 다져서 위에 올린다.

방어 야채 감식초 볶음

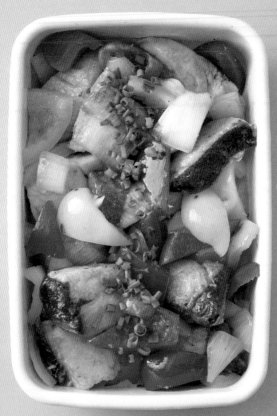

냉장
4일

냉동
3주일

탄수화물
11.3g

지방
22.8g

단백질
22.7g

 재료 만들기 편한 분량

방어 … 4토막
소금 … 약간
녹말가루 … 적당량
양파 … 1/2개
빨강·노랑 파프리카 … 1개씩

A 생강 … 1쪽
   식초 … 1큰술
   맛술 … 1큰술
   간장 … 1큰술

조리법

1 방어는 한입 크기로 썰어서 소금을 뿌린다. 10분 정도
   두었다가 살짝 씻어서 키친타월로 물기를 제거하고 녹
   말가루를 얇게 묻힌다. 양파와 파프리카는 4㎝ 크기로
   네모나게 자른다.

2 생강을 갈아서 A를 만든다.

3 프라이팬에 우지(재료 외)를 두르고 달궈지면 방어를 굽
   는다. 방어의 양면이 잘 구워지면 가장자리로 밀어놓고
   야채를 볶는다.

4 충분히 익으면 A를 넣고 잘 섞으면서 바짝 조린다.

180

고등어 마늘 소테

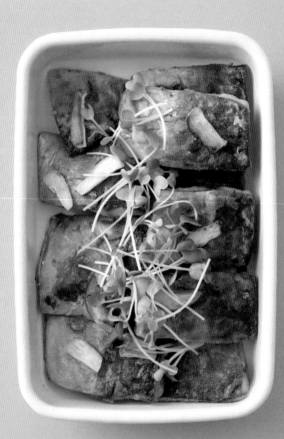

냉장
3일

탄수화물
3.7g

지방
18.8g

단백질
21.0g

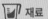 **재료**   만들기 편한 분량

생고등어 … 4토막
마늘 … 1쪽
소금 … 약간
후추 … 약간
녹말가루 … 5큰술 정도
간장 … 1큰술
후추 … 취향대로
무순 … 취향대로

 조리법

1 고등어는 반으로 자르고 소금을 뿌려서 10분 정도 둔다.
   표면에 배어나온 수분을 키친타월로 제거한다. 소금과
   후추를 뿌리고 녹말가루를 얇게 묻힌다. 마늘은 2㎜ 정
   도로 저민다.

2 프라이팬에 우지(재료 외)를 두르고 마늘을 약불에서 볶
   는다. 노릇노릇 익으면 꺼내서 접시에 담는다.

3 고등어는 껍질이 아래로 가게 해서 굽고 뒤집어서 안까
   지 익힌다. 다 익으면 꺼내서 접시에 담는다.

4 프라이팬에 간장을 붓고 뜨거워지면 고등어 위에 붓는
   다. 무순을 올리고 후추를 뿌린다.

대구 향신채 요리

냉장
4일

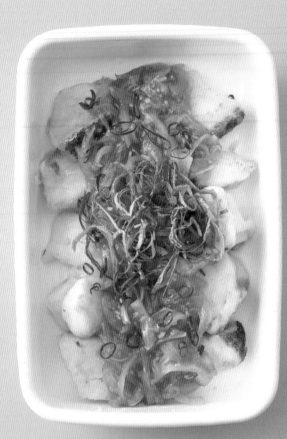

탄수화물
5.6g

지방
4.2g

단백질
18.1g

 재료　만들기 편한 분량

대구 … 4토막
소금 … 2꼬집
A 양파 … 1/4개
　마늘 … 1쪽
　생강 … 1쪽
　고추(있으면) … 약간
차조기 잎 … 3~4장
녹말가루 … 3큰술 정도
B 식초 … 2큰술
　맛술 … 1큰술
　간장 … 1큰술

🍲 **조리법**

1 대구는 뼈를 제거하고 먹기 좋은 크기로 자른다. 소금을 뿌리고 키친타월로 싸서 5분 정도 둔다.

2 양파는 얇게 썰고 마늘과 생강은 잘게 다진다. 차조기 잎은 채 썬다.

3 대구에 녹말가루를 얇게 묻힌다. 프라이팬에 우지(재료 외)를 두르고 대구를 굽는다. 다 구워지면 꺼낸다(여분의 기름은 키친타월로 제거한다).

4 A를 볶는다. 양파가 흐물흐물해지면 B를 넣고 살짝 볶는다.

5 약불로 줄이고 물 1작은술에 녹인 녹말가루(재료 외)를 넣는다. 걸쭉해지면 대구에 끼얹는다. 채 썬 차조기 잎을 얹는다.

새우 브로콜리 볶음

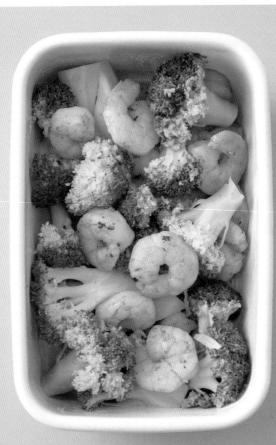

냉장
3일

탄수화물
4.2g

지방
2.8g

단백질
21.5g

 재료　　만들기 편한 분량

껍질을 벗긴 새우 … 300g 정도
(냉동을 써도 된다)
녹말가루 … 1작은술
소금 … 1꼬집
브로콜리 … 1송이
소금 … 1/4작은술
물 … 2큰술
마늘 … 1쪽
남플라소스 … 2/3큰술

 조리법

1 껍질 벗긴 새우에 소금과 녹말가루를 바르고 간이 배면
  물에 씻는다.
2 브로콜리는 한입 크기로 자르고 마늘은 잘게 다진다.
3 프라이팬에 소금과 물을 넣고 끓으면 브로콜리를 데친
  다. 색이 변하면 물을 버리고 꺼내놓는다.
4 우지(재료 외)를 프라이팬에 두르고 마늘을 볶는다. 향이
  나기 시작하면 새우를 볶는다. 충분히 익으면 브로콜리
  와 남플라소스를 넣고 살짝 볶는다.

버섯 소보로

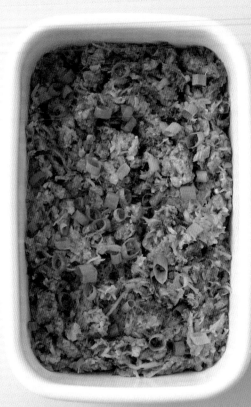

냉장
7일

냉동
3주일

탄수화물
5.8g

지방
6.1g

단백질
10.4g

재료　만들기 편한 분량

저민 고기 … 100g
팽이버섯 … 200g
표고버섯 … 2장
파 … 1대
A　미소된장 … 1큰술
　　간장 … 1작은술
　　맛술 … 1큰술

조리법

1　팽이버섯, 표고버섯, 파를 잘게 다진다.
2　프라이팬을 달구고 저민 고기와 1번을 넣고 중불에서 볶는다.
3　저민 고기의 색이 변하면 키친타월로 기름을 제거한다.
4　A를 넣고 물기가 없어질 때까지 볶는다.

팽이버섯 조림

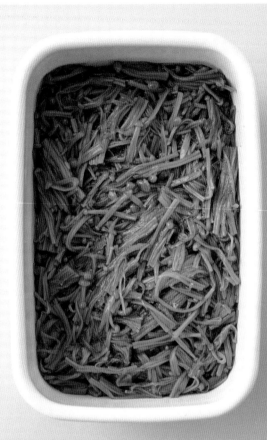

 재료   만들기 편한 분량

팽이버섯 … 1봉지
간장 … 2큰술
맛술 … 2큰술

조리법

1 팽이버섯은 뿌리를 제거하고 3등분한다.

2 냄비에 팽이버섯, 간장, 맛술을 넣고 간간이 저으면서
   3~5분 정도 바짝 조린다.

※ 다른 버섯을 넣어도 된다.

버섯 마늘 마리네이드

버섯

냉장
7일

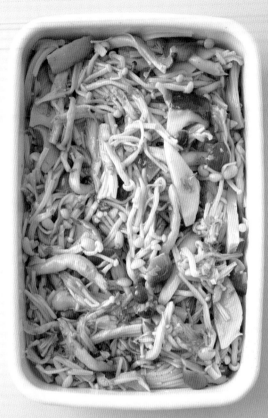

탄수화물
4.7g

지방
2.6g

단백질
4.5g

재료 만들기 편한 분량

백만송이버섯 … 1팩
팽이버섯 … 1팩
새송이버섯 … 1팩
마늘 … 1쪽
소금 … 1꼬집
식초 … 2큰술
간장 … 1큰술
후추 … 약간

조리법

1 버섯은 밑뿌리를 떼어내고 먹기 좋은 크기로 준비한다.
   마늘은 얇게 저민다.

2 프라이팬에 우지(재료 외)를 두르고 마늘을 볶아서 향이
   나기 시작하면 버섯을 넣는다.

3 뚜껑을 덮고 더 익히다가 버섯의 부피가 줄면 식초와 간
   장을 넣고 한소끔 끓인 후 불을 끈다.

4 소금과 후추로 맛을 조절한다. 냉장고에 넣고 차게 식혀
   도 좋다.

무 두부 맛버섯 조림

탄수화물
3.5g

지방
2.2g

단백질
4.8g

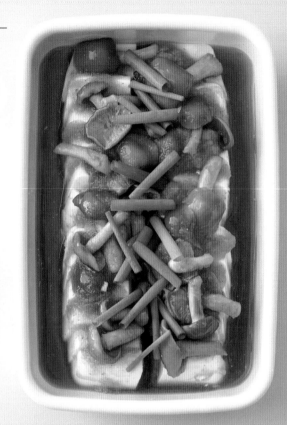

🥛 재료   만들기 편한 분량

맛버섯 … 1팩
연두부 … 1모
무 … 5㎝
맛술 … 1큰술
간장 … 1큰술
물 … 2큰술
가쓰오부시 … 3g
쪽파 … 취향대로

🍲 조리법

1 무는 껍질을 벗기고 강판에 간다. 두부는 가로로 2등분
  하고 1~1.5㎝ 폭으로 썬다.
2 맛버섯은 씻어서 물기를 빼고 냄비에 넣는다. 맛술, 간
  장, 물, 가쓰오부시를 넣고 한소끔 끓인다.
3 간 무를 넣고 잘 섞는다. 두부를 넣고 따뜻해질 때까지
  약불에서 조린다. 쪽파를 올린다.

새콤한 고구마 돼지고기 볶음

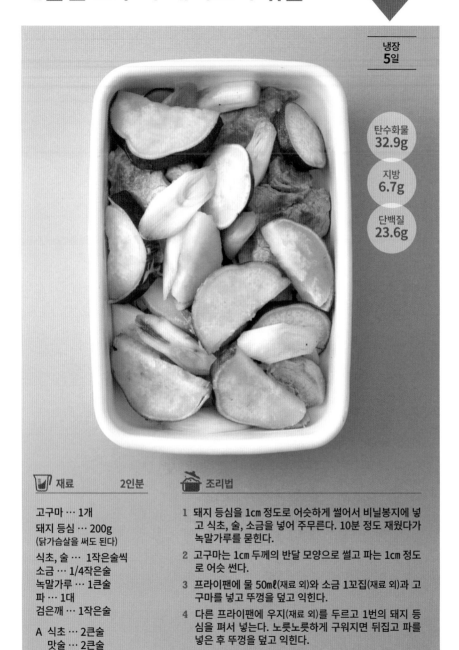

냉장
5일

탄수화물
32.9g

지방
6.7g

단백질
23.6g

재료　　2인분

고구마 … 1개
돼지 등심 … 200g
(닭가슴살을 써도 된다)
식초, 술 … 1작은술씩
소금 … 1/4작은술
녹말가루 … 1큰술
파 … 1대
검은깨 … 1작은술

A 식초 … 2큰술
　 맛술 … 2큰술
　 간장 … 1큰술

조리법

1 돼지 등심을 1㎝ 정도로 어슷하게 썰어서 비닐봉지에 넣고 식초, 술, 소금을 넣어 주무른다. 10분 정도 재웠다가 녹말가루를 묻힌다.
2 고구마는 1㎝ 두께의 반달 모양으로 썰고 파는 1㎝ 정도로 어슷 썬다.
3 프라이팬에 물 50㎖(재료 외)와 소금 1꼬집(재료 외)과 고구마를 넣고 뚜껑을 덮고 익힌다.
4 다른 프라이팬에 우지(재료 외)를 두르고 1번의 돼지 등심을 펴서 넣는다. 노릇노릇하게 구워지면 뒤집고 파를 넣은 후 뚜껑을 덮고 익힌다.
5 충분히 익으면 고구마와 A를 넣고 잘 섞는다.

통째 삶은 토란 요리

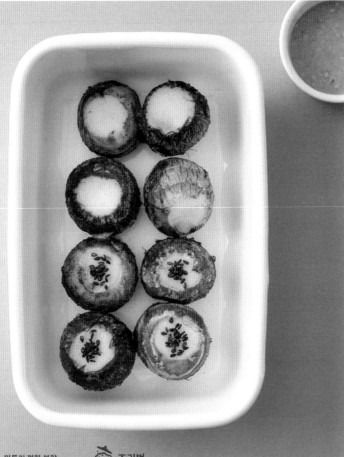

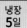
냉장
5일

탄수화물
11.3g

지방
2.6g

단백질
2.6g

 재료 　만들기 편한 분량

토란 … 300g

깨소금　검은깨 … 1큰술
　　　　소금 … 2꼬집

미소된장 양념장
미소된장 … 1/2큰술
벌꿀 … 1/2작은술
물 … 1/2작은술
으깬 참깨 … 1/2작은술
참깨 페이스트(있으면)
　 … 1/2작은술

조리법

1　깨소금과 미소된장 양념장은 취향대로 만들어둔다. 토
　란은 껍질째 씻어서 위아래를 조금 자른다.

2　냄비에 물 1ℓ(재료 외), 소금 1큰술(재료 외), 토란을 넣고
　가열한다. 물이 끓으면 10분 정도 삶는다(시간이 없으면
　내열 접시에 담아서 랩을 씌우고 전자레인지에 4~5분 돌린다).

3　토란 껍질을 벗기고 깨소금과 미소된장 양념장을 발라
　먹는다.

참마 명란젓 구이

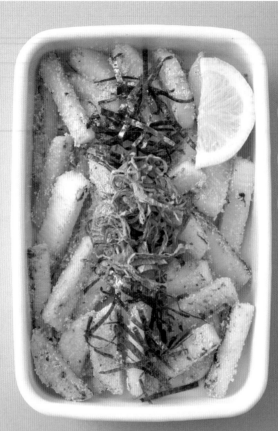

냉장
4일

탄수화물
9.5g

지방
4.5g

단백질
7.6g

 재료 만들기 편한 분량

참마 … 10~15cm
명란젓 … 1개
간장 … 1작은술
맛술 … 1작은술
버터 … 5g
차조기 잎 … 2~3장
채 친 김 … 적당량
레몬(있으면) … 적당량

 조리법

1 참마는 껍질을 벗기고 5cm 정도 길이의 직사각형으로 자른다. 차조기 잎은 채 썬다.

2 명란젓의 껍질을 벗기고 알맹이를 으깬 후 간장과 맛술을 넣고 잘 섞는다.

3 프라이팬에 우지(재료 외)를 살짝 두르고 참마를 넣어 중불에 양면을 굽는다.

4 다 구워지면 불을 줄인 후 버터와 2번의 명란젓을 넣고 섞으면서 굽는다.

5 접시에 담고 차조기 잎과 김을 올리고 레몬을 짜서 뿌린다.

고구마 두유 죽

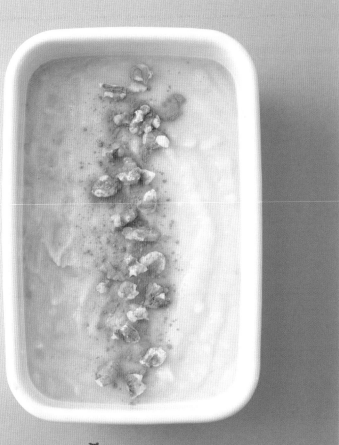

냉장
7일

냉동
3주일

탄수화물
28.6g

지방
4.5g

단백질
4.1g

 재료   만들기 편한 분량

고구마 … 큰 것 1개
소금 … 약간
두유 … 100㎖
참깨 페이스트(있으면)
 … 1큰술

※ 호두, 계핏가루, 삶은 팥
   등은 취향대로.

조리법

1 고구마는 껍질을 벗기고 얇게 저민다.
2 냄비에 고구마, 소금, 고구마가 잠길 정도의 물을 넣고
   가열한다. 부글부글 끓으면 약불로 줄이고 흐물흐물해
   질 때까지 조린다.
3 주걱으로 으깨서 매끄럽게 만든다(믹서에 갈아도 좋다).
4 참깨 페이스트와 두유를 넣고 섞는다(단맛이 더 필요하면
   단맛을 내는 재료를 취향에 맞게 넣는다).
5 그릇에 담고 호두, 계핏가루, 삶은 팥을 곁들인다.

1:9 다이어트 10분 뚝딱! 레시피

초판 1쇄 인쇄 | 2019년 8월 8일
초판 1쇄 발행 | 2019년 8월 10일

지은이 | 모리 다쿠로
옮긴이 | 전경아
펴낸이 | 황보태수
기획 | 박금희
레시피 감수 | 소노베 히로미, 박준범 셰프
교열 | 양은희
디자인 | 호기심고양이
인쇄·제본 | 한영문화사
펴낸곳 | 이다미디어
주소 | 경기도 고양시 일산동구 정발산로 24 웨스턴타워1차 906-2호
전화 | 02-3142-9612
팩스 | 0505-115-1890

이메일 | idamedia77@hanmail.net
블로그 | http://blog.naver.com/idamediaaa
네이버 포스트 | http://post.naver.com/idamediaaa
페이스북 | http://www.facebook.com/idamedia
인스타그램 | http://www.instagram.com/ida_media

ISBN 979-11-6394-020-3 14510
      979-11-6394-018-0 (세트)